ちくま文庫

クマのプーさん　フィットネス・ブック

A.A.ミルン 原案
E.H.シェパード 絵
高橋早苗 訳

筑摩書房

目次

第2部

POOH'S
FITNESS BOOK

クマのプーさん　フィットネス・ブック

A.A. ミルン原案　E.H. シェパード絵
メリッサ・ドーフマン・フランス＋ジョーン・パワーズ編著
高橋早苗訳

第1部

プーのフィットネス物語

はじめに

クマはどんなにがんばっても運動ぶそくでふとってしまう……

クマくんはかんがえた。「やせてさえいればなあ！　だけど、みんなはどうやって
はじめるんだろう？」

運動というのは、はじめるまでがひと苦労です。でも、こうして健康を気づかうとき、わたしたちの多くは、いまこそ運動をはじめるべきだと思わずにいられません。さいわい、つらいトレーニングはごめんだというひとも、ちょうほうなこの本をよめば、不安が消えて、やる気がわいてくるでしょう。プーとその友人たちが実際にやってみせているように、運動を日課にするのはとてもかんたんなことなのです。風船で空をとぶ（上半身をきたえる）、マツボックリをひろう（おなかをひきしめる）、はねっかえる（効果てきめんのエアロビクス）といった、おなじみの活動の意外な健康

効果を、みなさんは楽しみながら発見してくださるでしょう。

この本は、運動やトレーニングにかんするプーたちのアドバイスをもりこみながら、百町森での健康づくりの心得をもれなく紹介しています。これをよんで、賢明な読者のみなさんは、多くのひとがすでに知っているつぎのことに気づかれるはずです。理想的な運動とは、プーにそっくりで背が低く《ショート》、のんきで《スロー》、なにかつまむものをいつもそばにおいている——つまり、短時間《ショート》で、あせらずに《スロー》、息ぬきをはさみながら実行するべきものである——ということに。

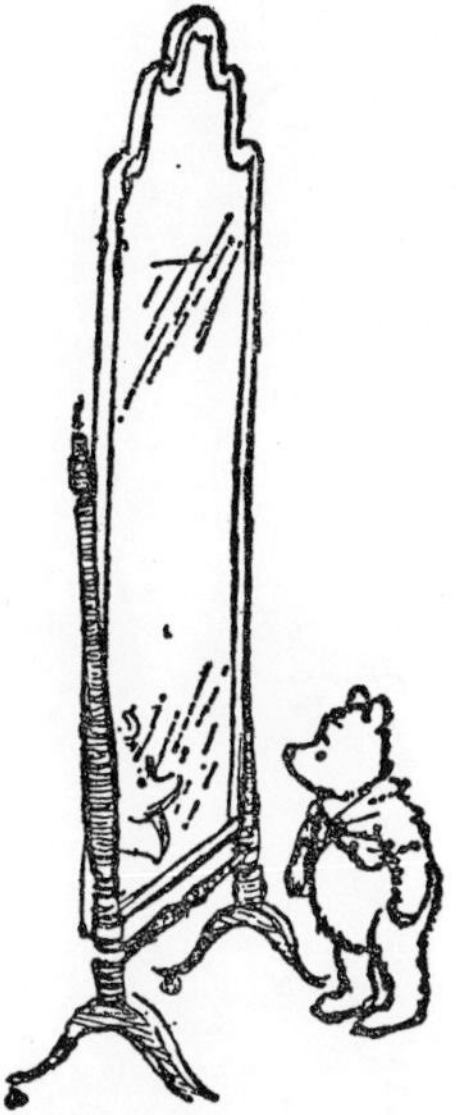

ストレッチとウォームアップ

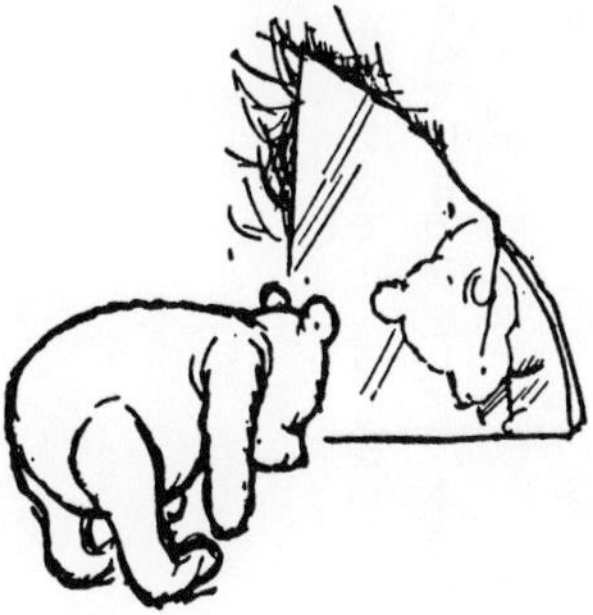

——ちょうどその朝、鏡のまえで……みじかい歌がひとつできたのです。つまり、できるだけ背のびをして、タララ・タララとやり……

『クマのプーさん』

運動のまえにはウォームアップをすることがたいせつです。ストレッチは手軽なウォームアップ法です。（運動するつもりがないときは、じゅうぶんなストレッチでウォームアップしてから昼寝をしたり、なにかひと口つまんだりするのもよいでしょう。）

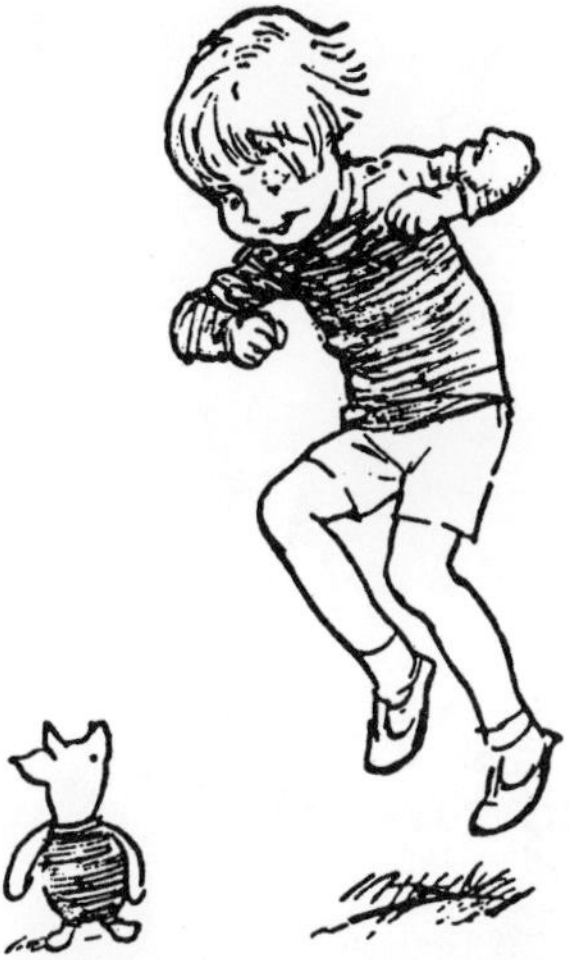

ストレッチは、いきおいをつけてするものではありません。ゆっくり、しずかにからだをのばすのがもっとも効果的です。

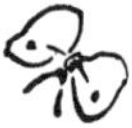

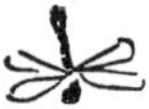

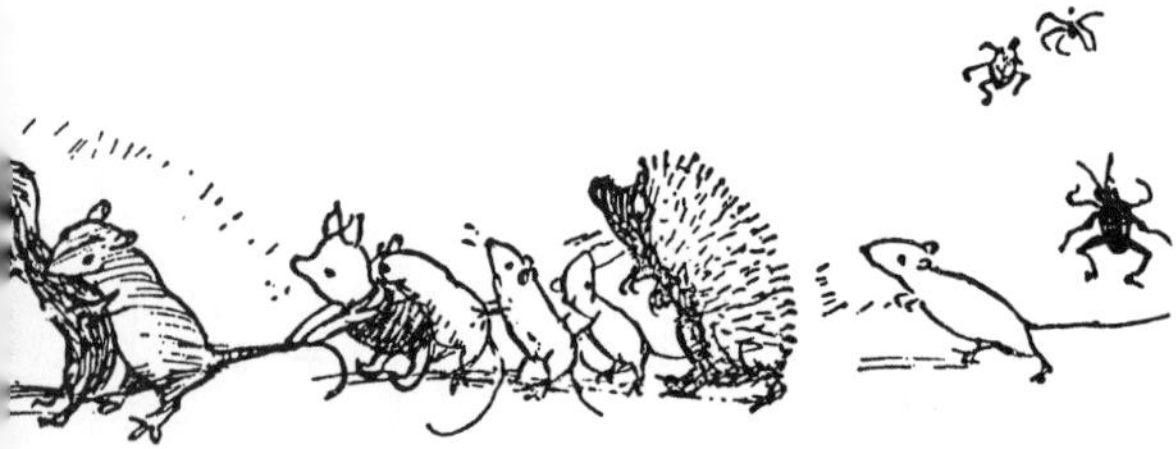

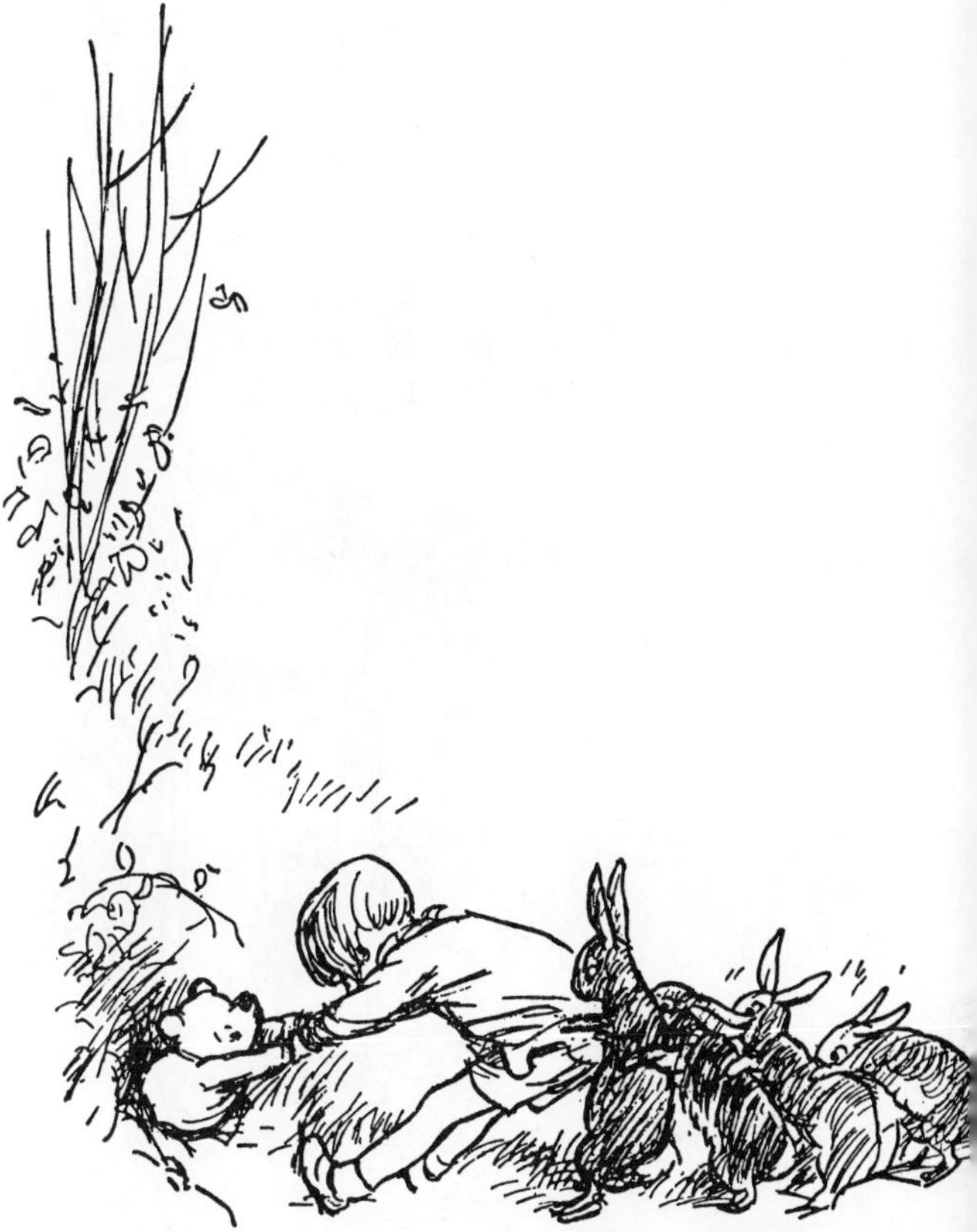

ごく単純な動きを利用してストレッチしましょう。たとえば、じぶんより背の高い友だちの家にいったら、戸たたきに手をのばしながらストレッチします。はんたいがわの手をのばすこともわすれないでください。

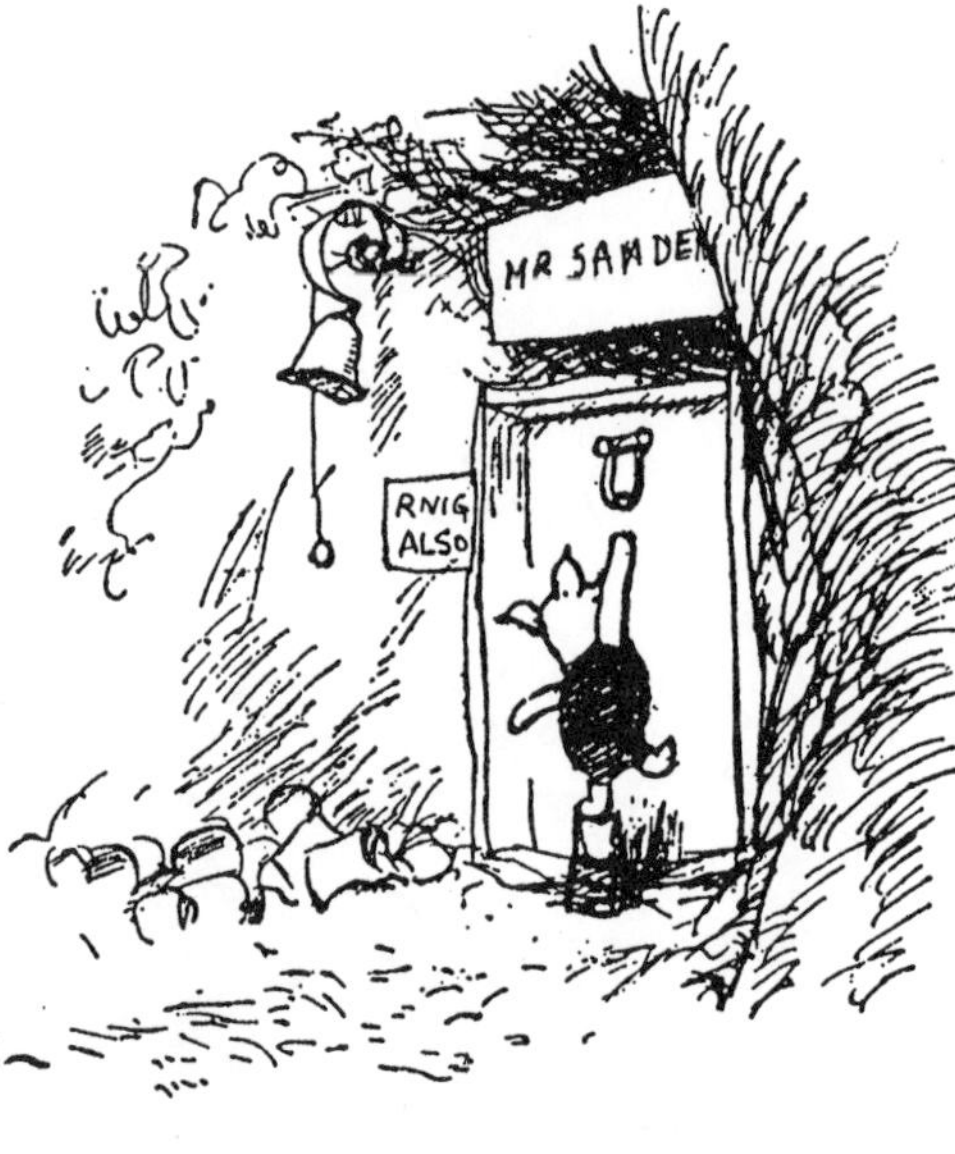

ストレッチにかんするプーのアドバイス

戸棚のいちばん上にあるハチミツのつぼに手をのばすのは、楽しい運動です。十一時っぽい気分になりかけているときは、とくに楽しいですよ。

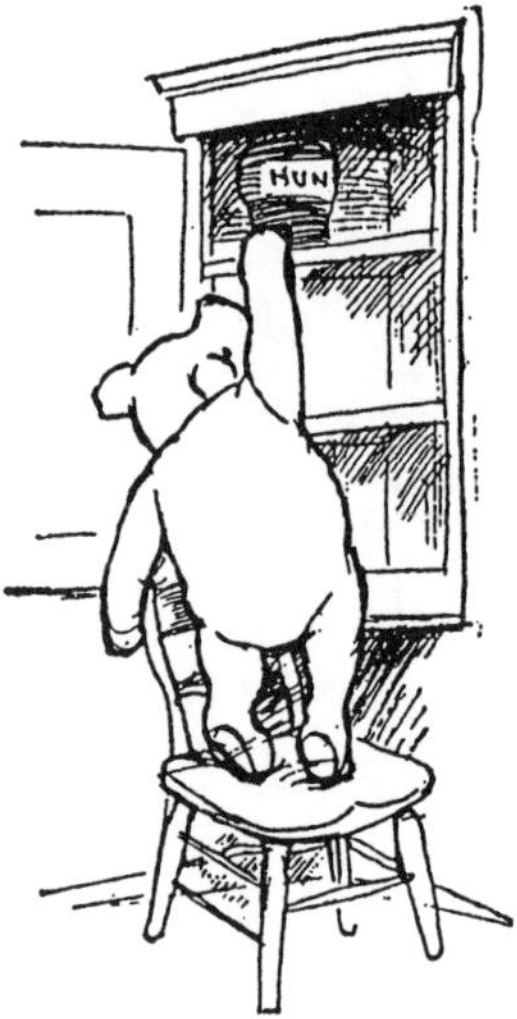
HUN

クロストレーニング

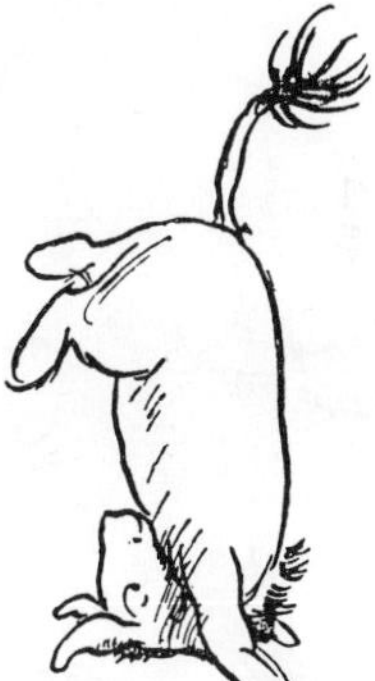

——はじめ、プーとウサギとコブタがかたまって歩いていくとトラーはそのまわりを、まるくまわってかけて歩きました。が、そのうち、道がだんだんせばまってきたので、ウサギとコブタとプーが一列になって歩くと、トラーはそのまわりを、ほそながい丸にかけて歩きました。……トラーは、三人のまえをいったりきたりしてかけて歩き、あるときは、ウサギにぶつかるかと思えば、またあるときは、ぶつからなかったりしました。

『プー横丁にたった家』

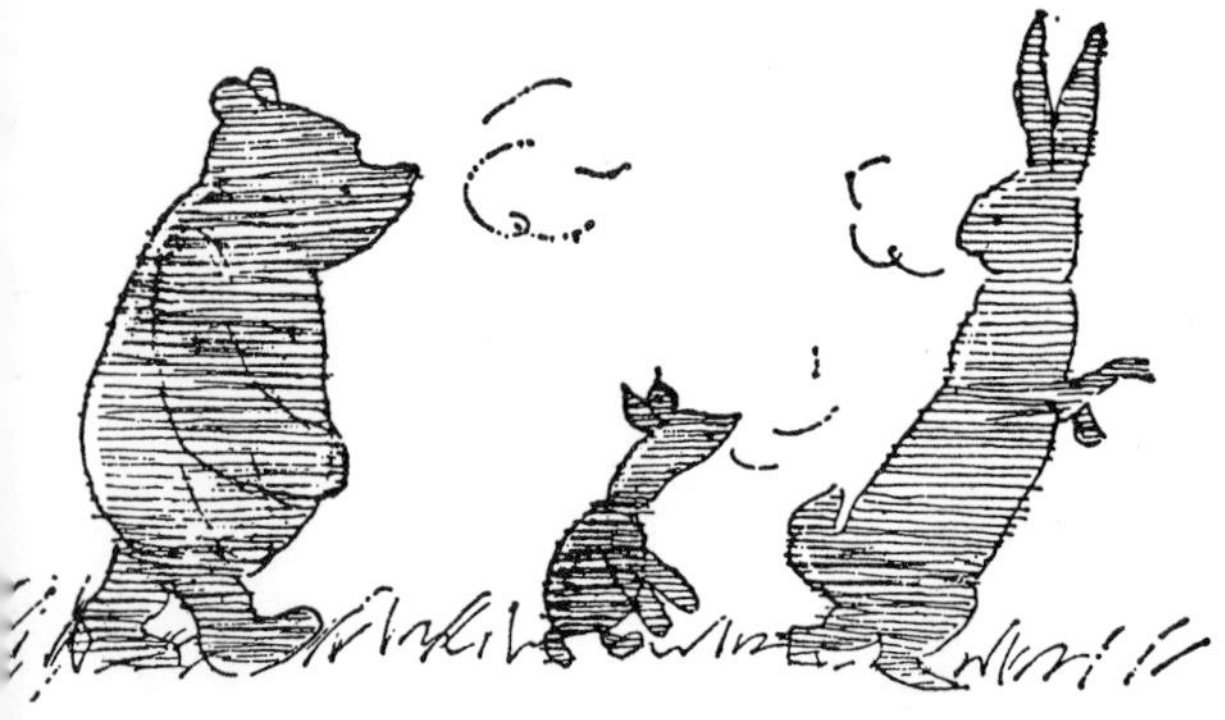

クロストレーニング——日によってちがう種類の運動をする、手軽で効果的な健康法——は、百町森の生活にぴったりです。これから紹介するいろいろな運動を、はりきって、規則ただしく実行すれば、だんだん体調がよくなってきます。たとえば、友人の家まで歩く、北極《ノース・ポール》をさがす、木のぼりをする、などなど。

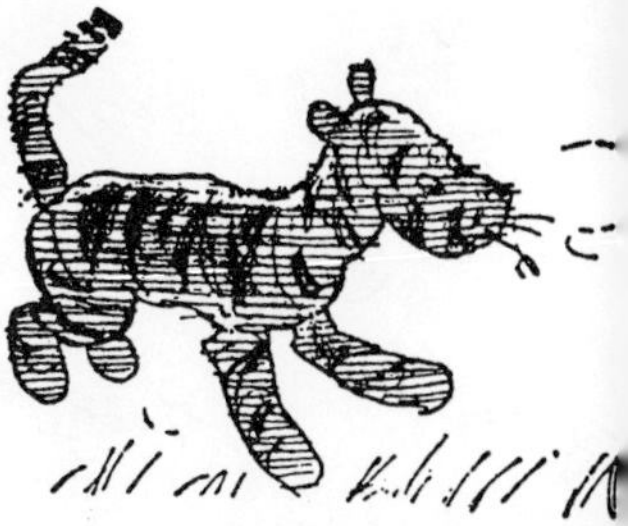

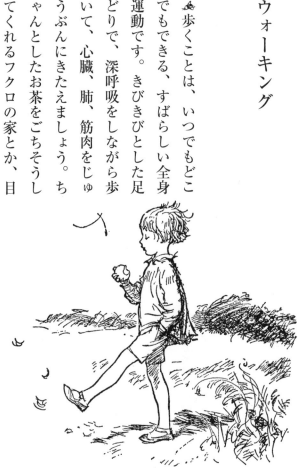

ウォーキング

歩くことは、いつでもどこでもできる、すばらしい全身運動です。きびきびとした足どりで、深呼吸をしながら歩いて、心臓、肺、筋肉をじゅうぶんにきたえましょう。ちゃんとしたお茶をごちそうしてくれるフクロの家とか、目

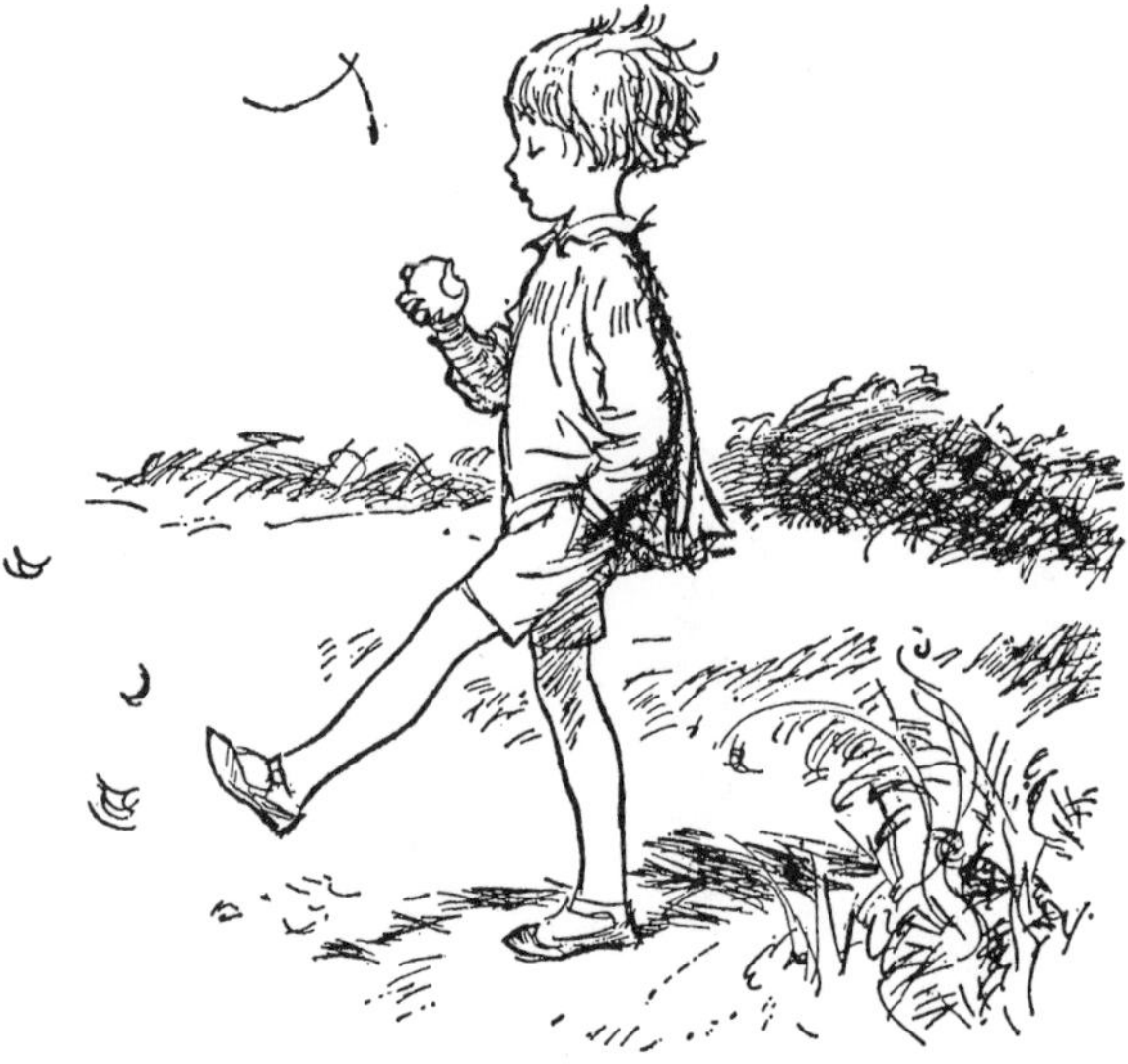

的地をきめておくと、はげみになります。陽気な歌を口ずさめば、ペースをおとさずに歩けるでしょう。

日をきめて、友だちといっしょに歩きましょう。そのほうが、運動の習慣は身につきやすくなります。おまけに、ふたりだとずっと心やすいですから。

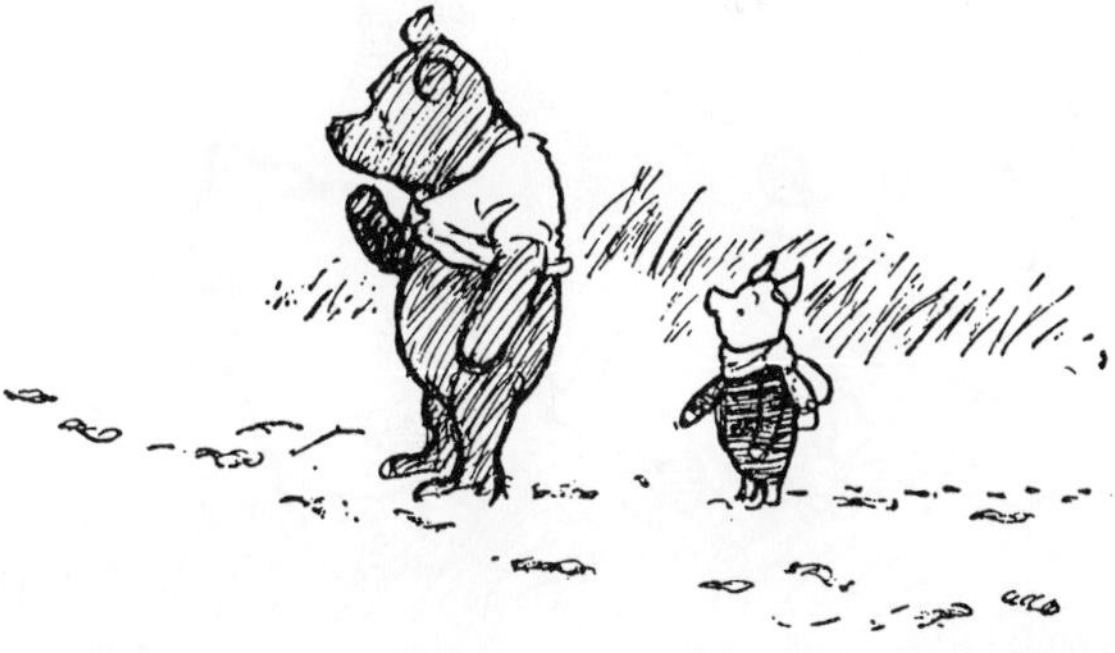

天気がわるいからといって、歩くのをやめてはいけません。ちゃんと身じたくをしていれば、歩くのにつごうのわるい気象条件なんて、めったにないでしょう。じっさい、風にさからって歩くのは、とてもよい運動になります。

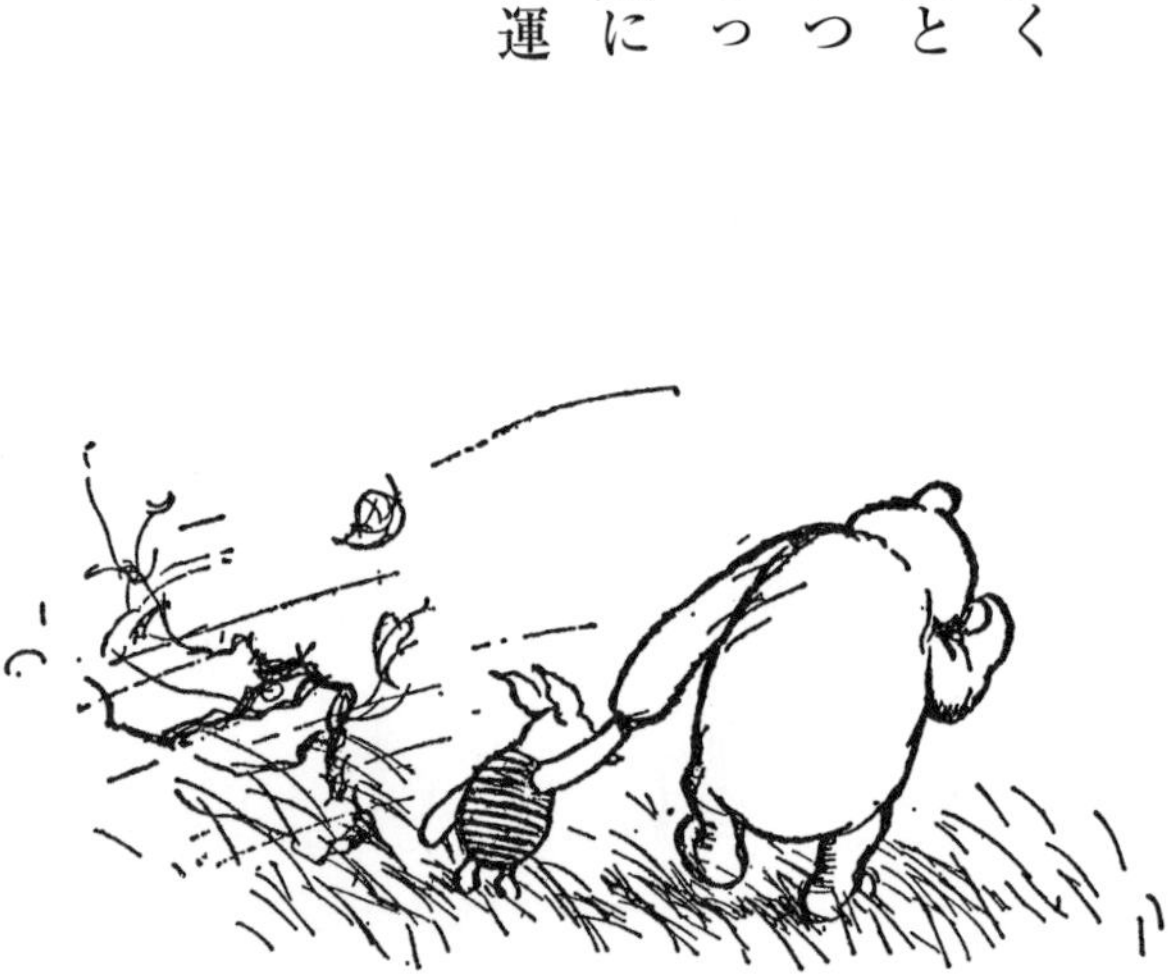

ウォーキングにかんするクリストファー・ロビンのアドバイス

わくわくしながら歩きたいときは、長ぐつをはいて、みんなをよんで、探検にのりだしましょう。（食料をもっていくのをわすれずに。）

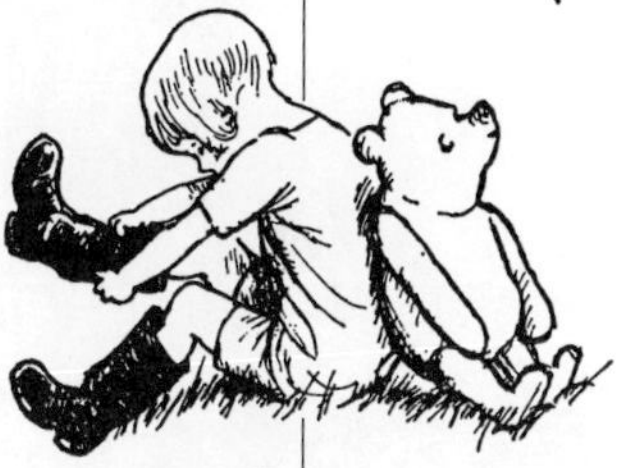

木のぼり

上半身と下半身のりょうほうをきたえるのにぴったりなこの運動については、かんたんにやってのけるひともいますが、あぶない目にあうひともいます。木のぼりの名人でも、枝がおれればひどいけがをすることを覚悟のうえでのぼっているんです。

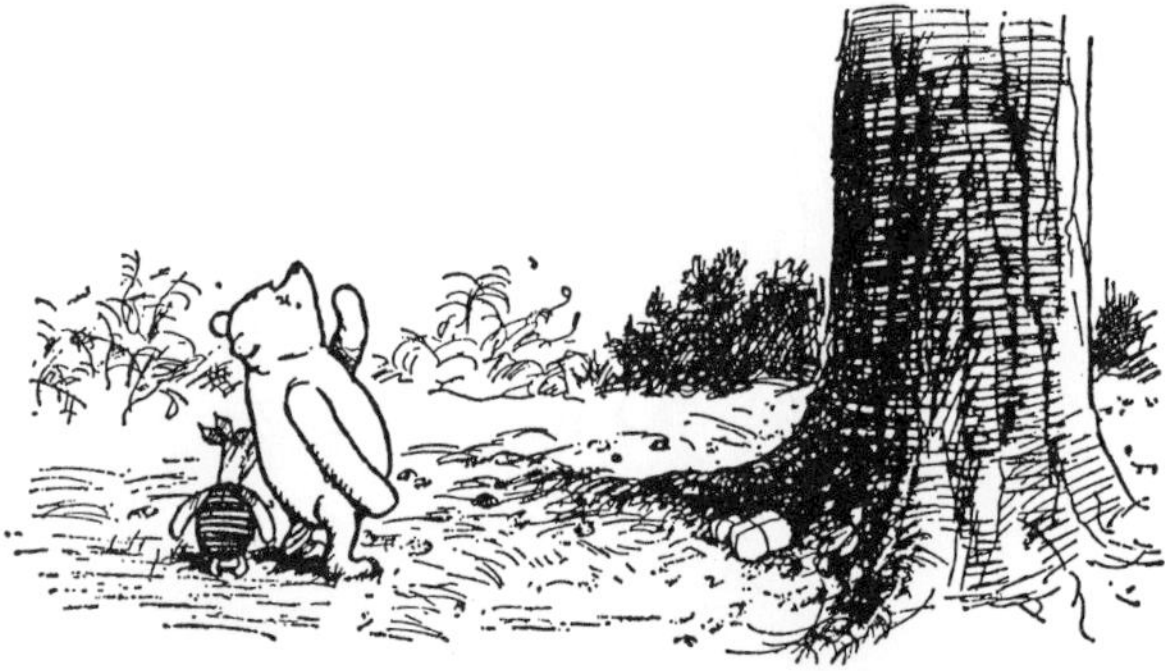

木のてっぺん（あるいは、ハチミツのありか）にたどりつきたい気もちはやまやまでしょう。でも、どうかゆっくり、用心しながらのぼってください。

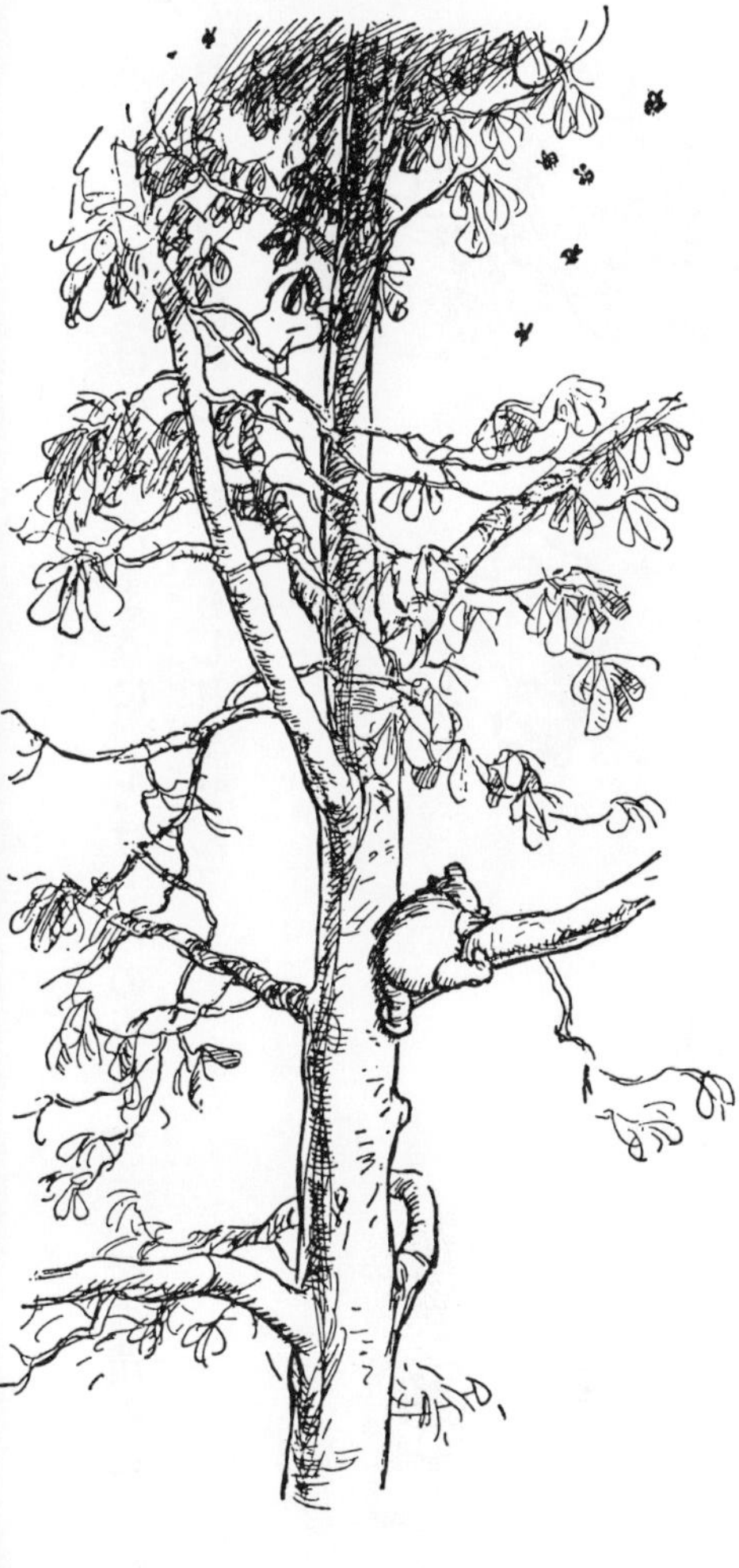

ほそい枝にはのらないように。とげとげのハリエニシダの茂みにおっこちるはめになるかもしれません。

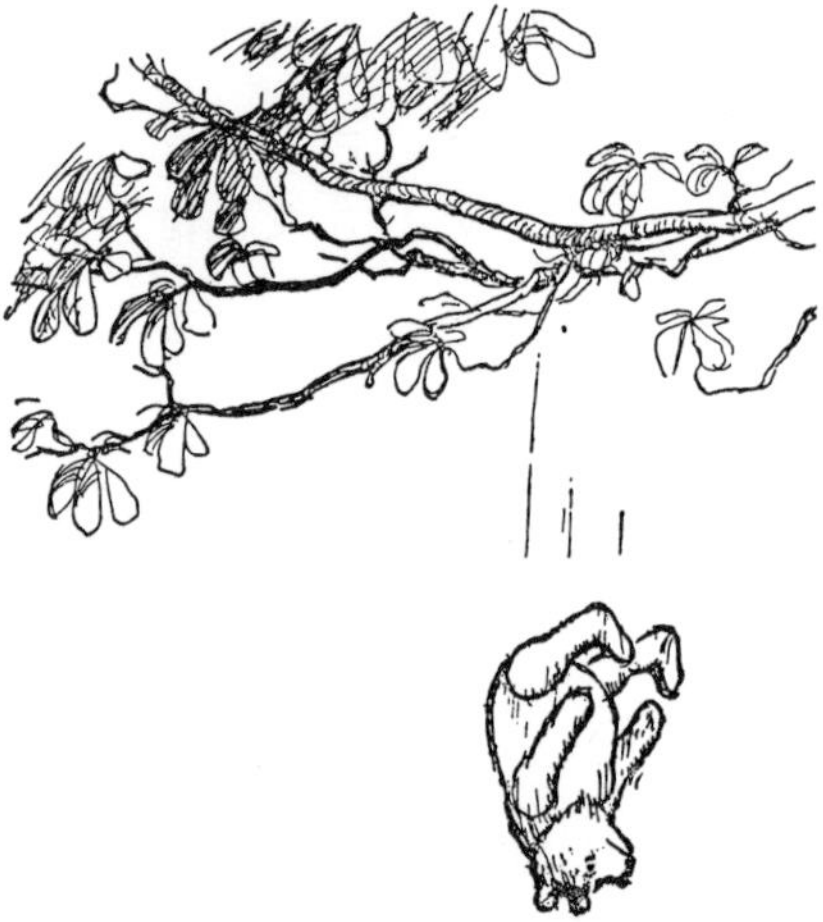

木のぼりにかんするトラーのアドバイス

あなたがトラーなら、つぎのことをおぼえておきましょう。トラーは、のぼることはできても、おりることはできないんです――しっぽがじゃまになるから。このことは、木のてっぺんにたどりつくまえに思いだすようにしてください。

ひものぼり

これもまた、元気のでる、すばらしい全身運動です。このわざを身につけておくと、緊急事態のときにもたいへん役にたつでしょう。たとえば、あなたの家が吹きたおされて、玄関が天井になってしまったときなどに。

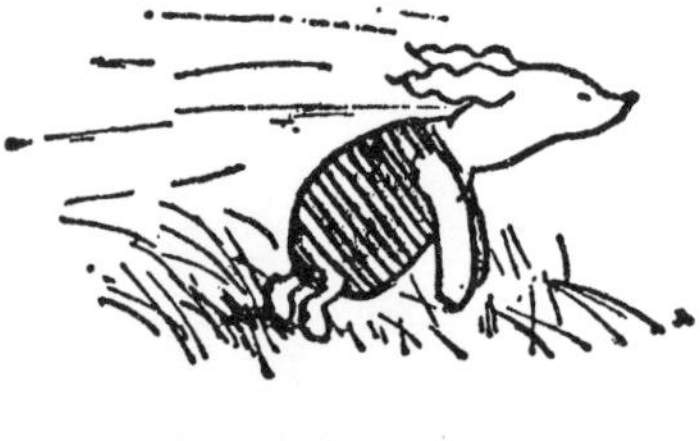

すくなくともふたりの友だちに、下でひもをつかんでいてもらいましょう。また、一本目が切れてしまったときのために、べつのひもを用意しておきましょう。

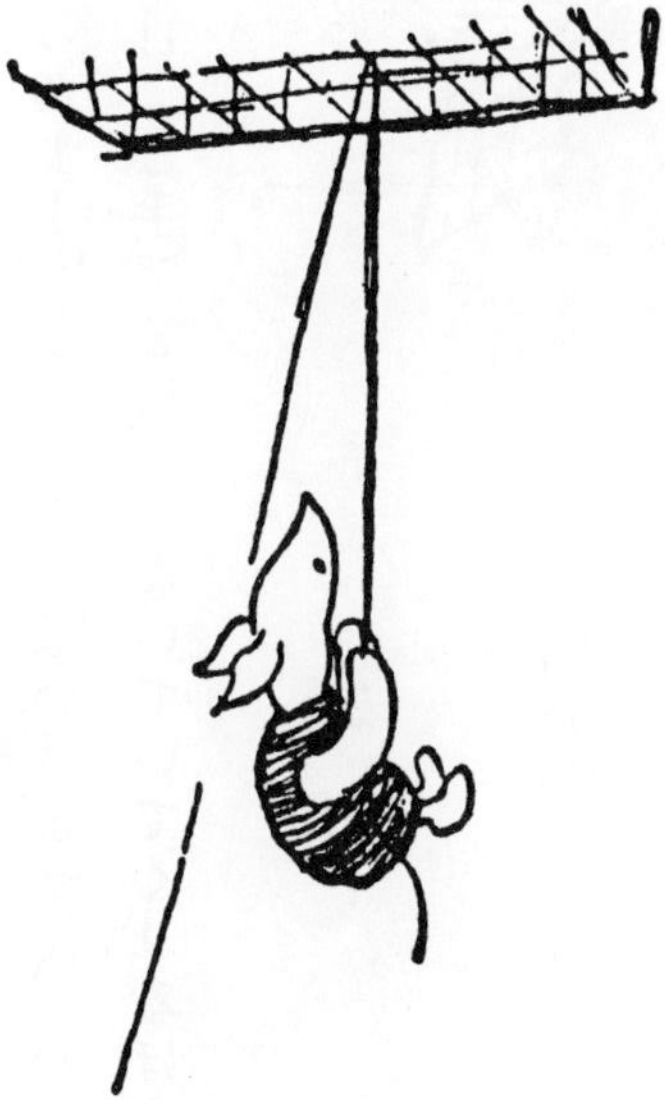

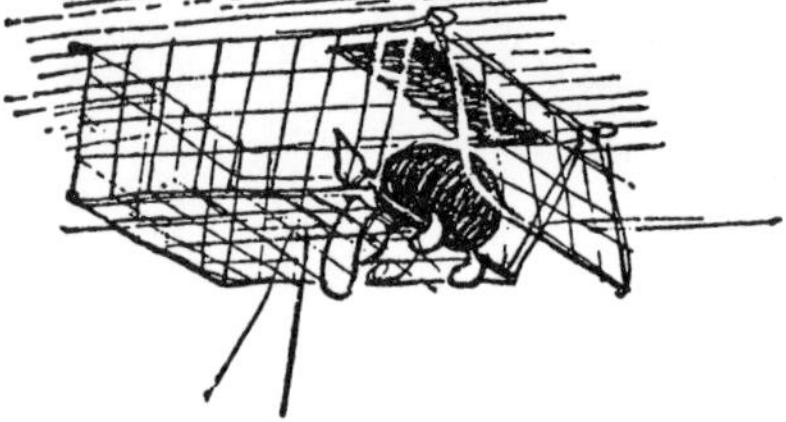

のぼっている最中に、下にいる友だちにむかって、「こっちをごらんよ！」とさけんではいけません。なにしろ、友だちがひもから目（と手）をはなさないでいてくれるほうが安心なのですから。

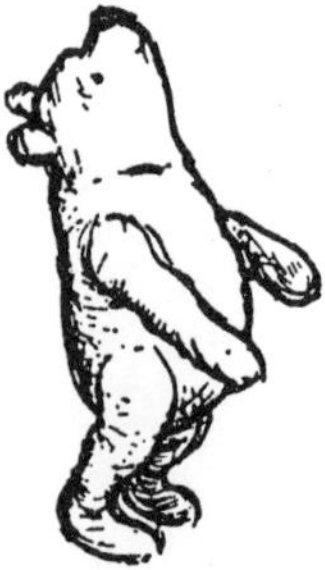

ひものぼりにかんするコブタのアドバイス

のぼっているときに足がすくみそうになったら、これは「大てがら」として、あとあとまで話のたねになるということを思いだしましょう。だれかが、この大てがらをテーマにして、「尊敬すべきプーのうた」をつくってくれることだってありえます。

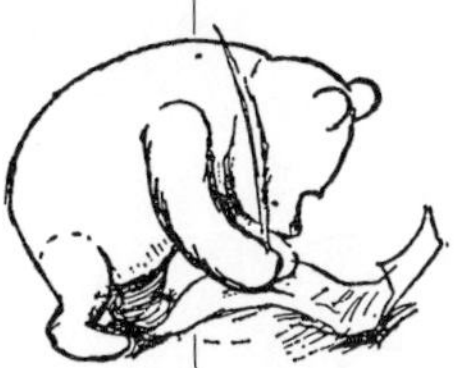

水泳などの水上運動

❀すずしい日には元気に、あたたかい日にはさわやかにしてくれる水上運動は、気もちよく筋肉をきたえられますし、だれにでも楽しめます。だからといって、みんながみんな楽しむつもりでいるというわけではありませんが。

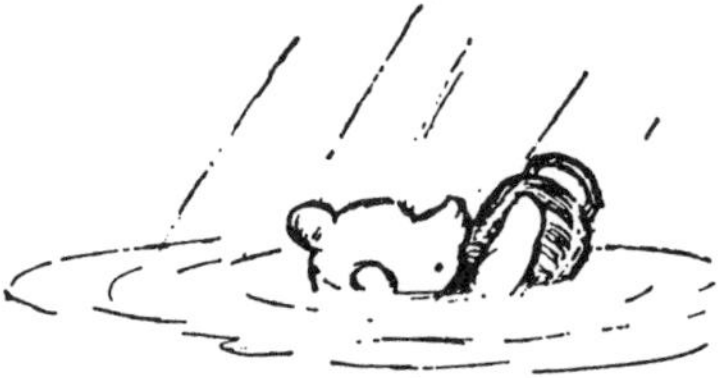

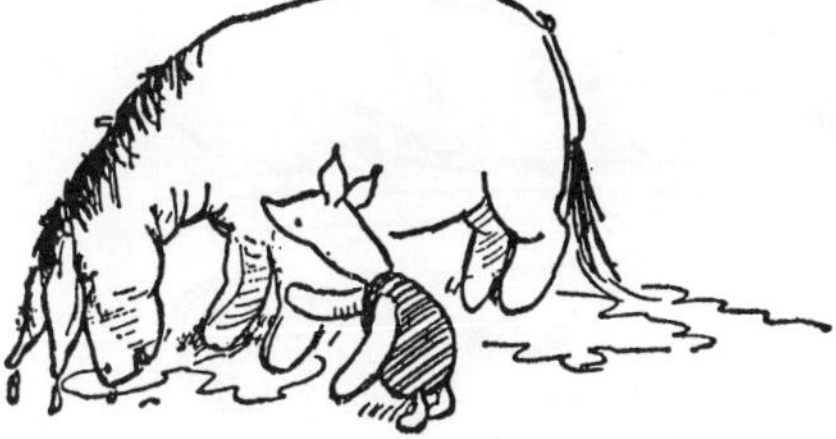

「ふたりだと、ずっと心やすい」。およぐときは、この方式を採用しましょう。いつも友だちを見まもっていれば、とつぜんおぼれかけたときに手（または前足）をかしてあげられます。

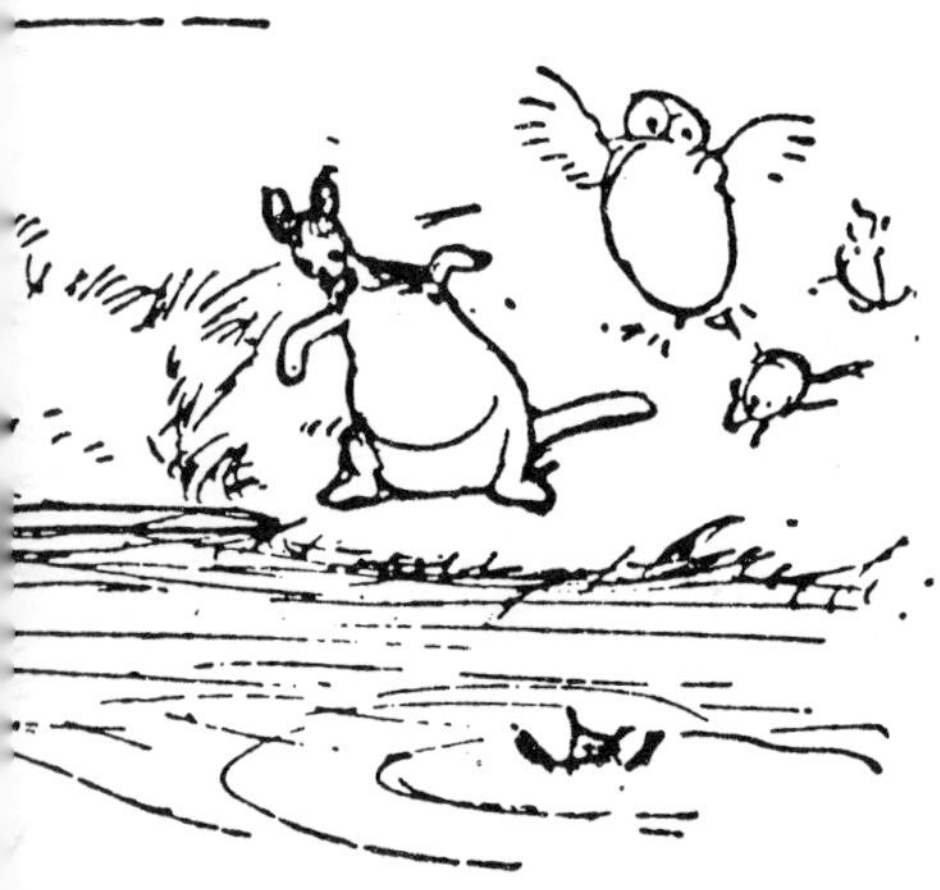

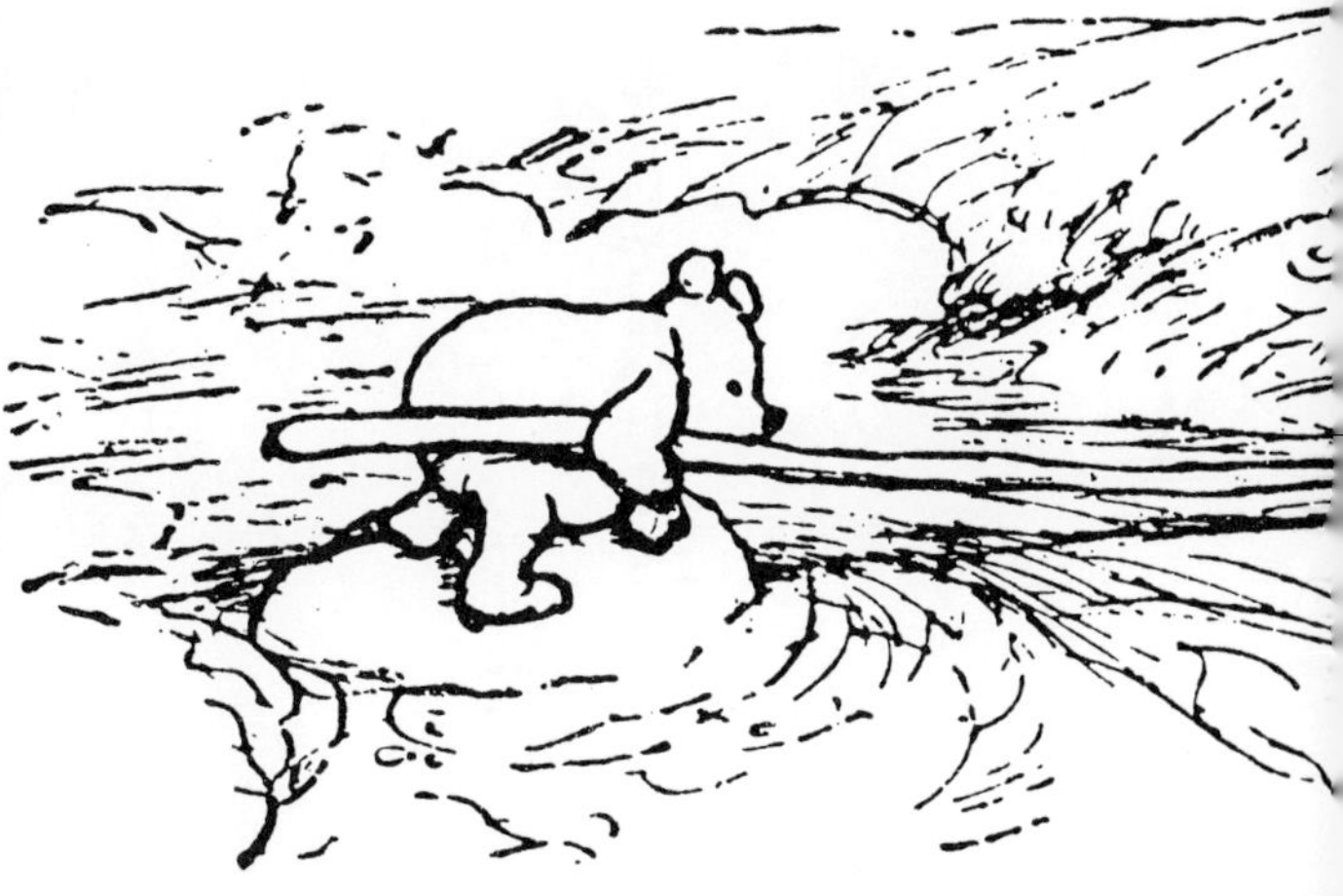

小川やプールであまりながいことおよいではいけません。しっぽがかじかんでしまいます。

水泳にかんするイーヨーのアドバイス

およぐこととおなじように、もぐることもおぼえましょう。そうしないと、だれかのおとした大きな石をよけそこなって、胸を強くうってしまうかもしれません。

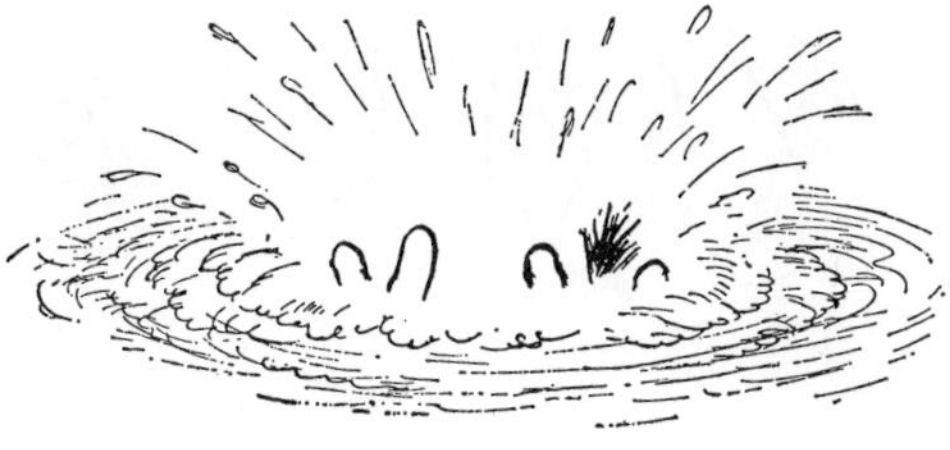

水上運動にかんするプーのアドバイス

ハチミツのつぼは、ボートのように水によく浮きます。いちばん大きなつぼをえらんで、しっかりふたをしましょう。もちろん、そのまえに、つぼをからっぽにしておかなければいけません。

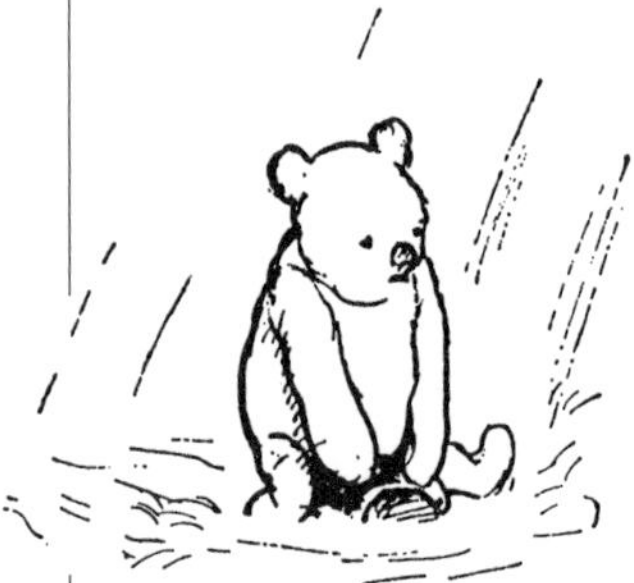

エアロビクス

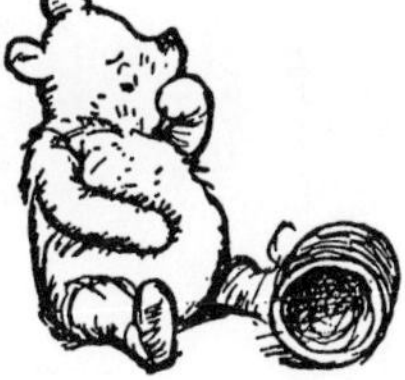

——と、きゅうに、クマのプーは立ちどまりました。そして、こうふんしたようすで、目のまえを指さしました。

「そら！」

「なにっ？」と、いって、コブタはとびあがりました。それから、こわがったんじゃないということを見せようとして、ちょっと体操めいたかっこうで、一、二度、とんだりはねたりしました。

『クマのプーさん』

ウォーキングや木のぼりや水泳によるクロストレーニングのほかに、もっときつい運動をしたくなるときもあるでしょう。百町森の住人は——全員ではありませんが——かなりひんぱんにエアロビクスをしています。

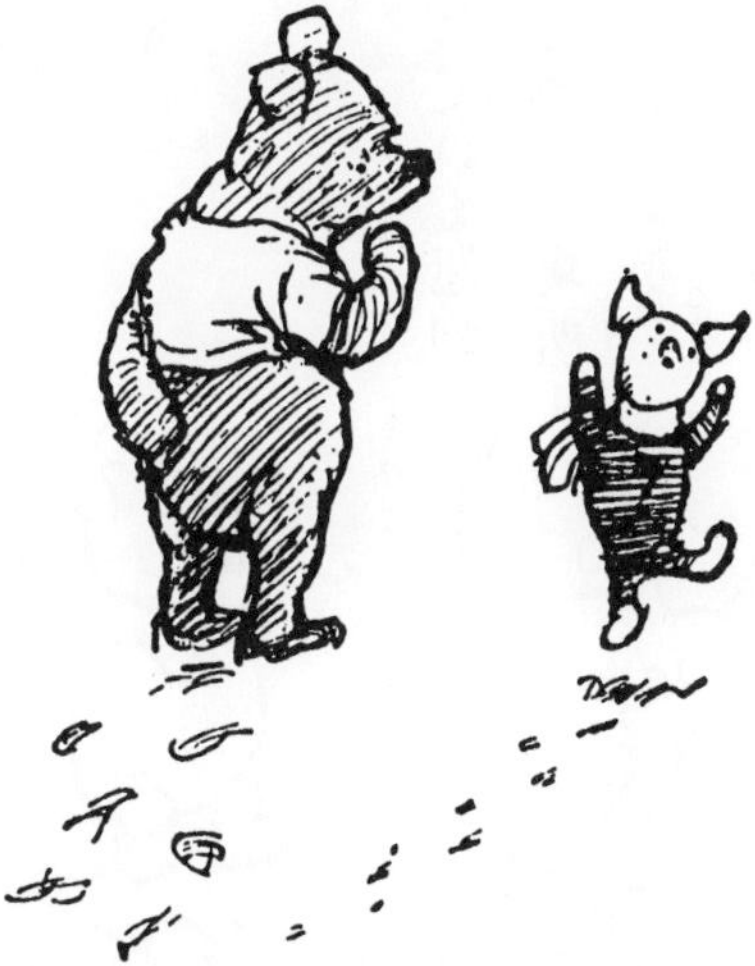

ジャンプ

百町森でもっとも広くおこなわれている運動のひとつです。年齢に関係なく楽しめて、場所もほとんどえらびません。生まれつきじょうずなひとも、そうでないひともいますが、ちょっと練習すればかんたんにマスターできます。

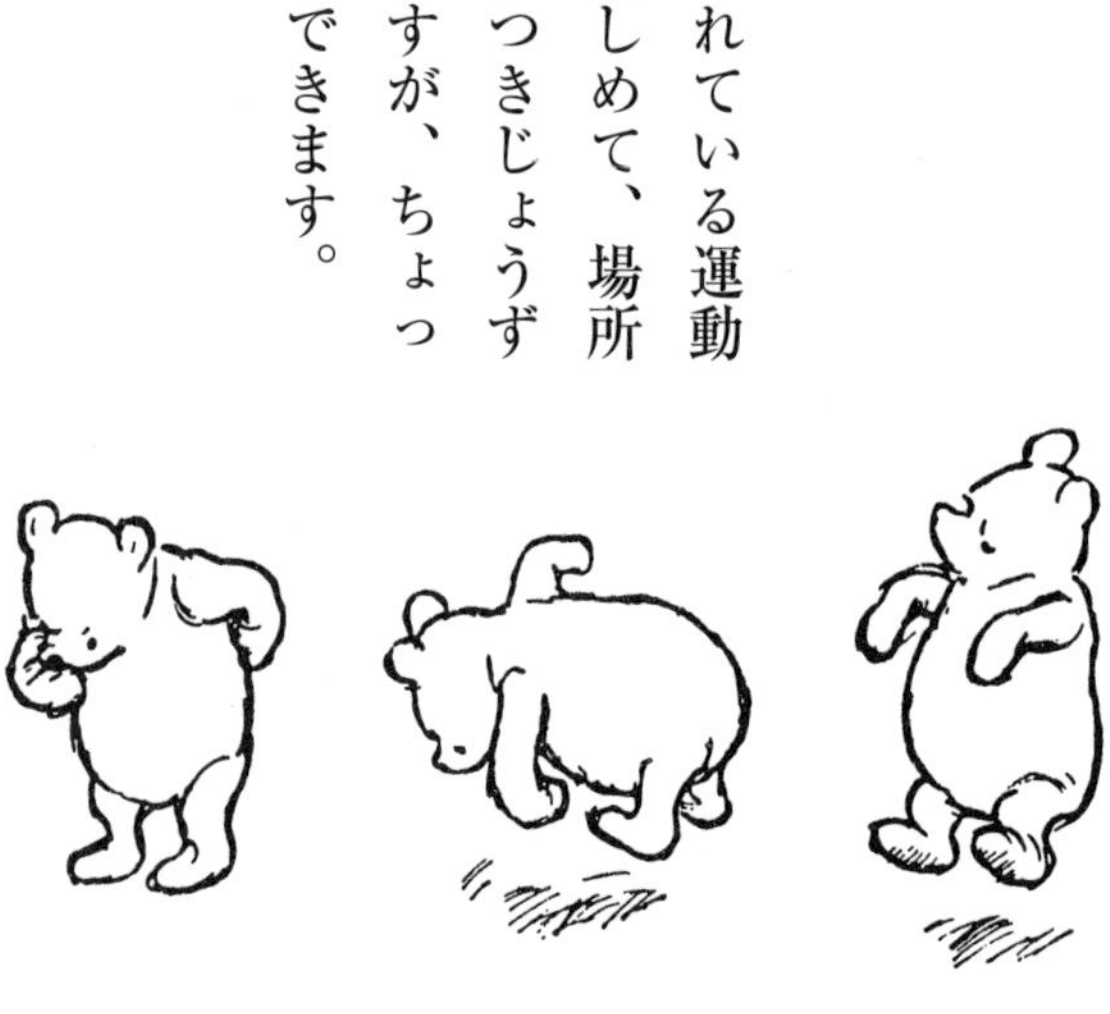

一日のうちで、チャンスがあればいつでも、元気よくジャンプしましょう。たとえば、ドングリをまいてから、その上でとんだりはねたりする、といったぐあいに。

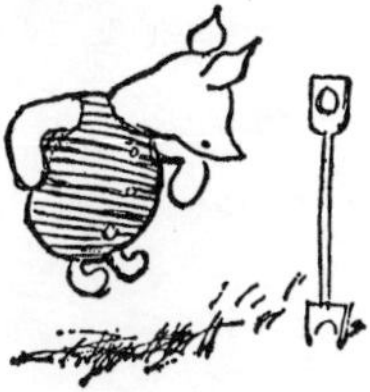

ジャンプする場所の安全確認をわすれずに。とくに、森の砂地では、ネズミの穴にはまってしまうかもしれません。

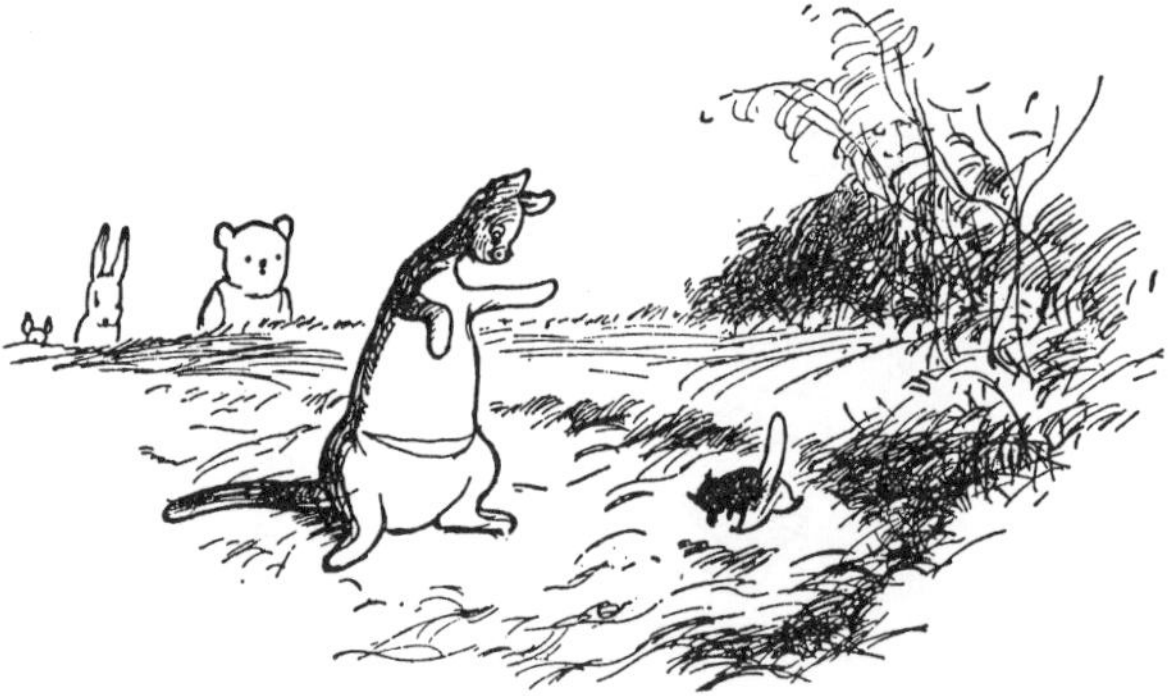

ジャンプにかんするカンガのアドバイス

いそがしくて、運動のためにきまった時間をあけられないときは、歩くかわりに、どこへでもジャンプしながらいけばいいのです。もっときつい運動のほうがよければ、ポケットになにか重いものをいれておきましょう。

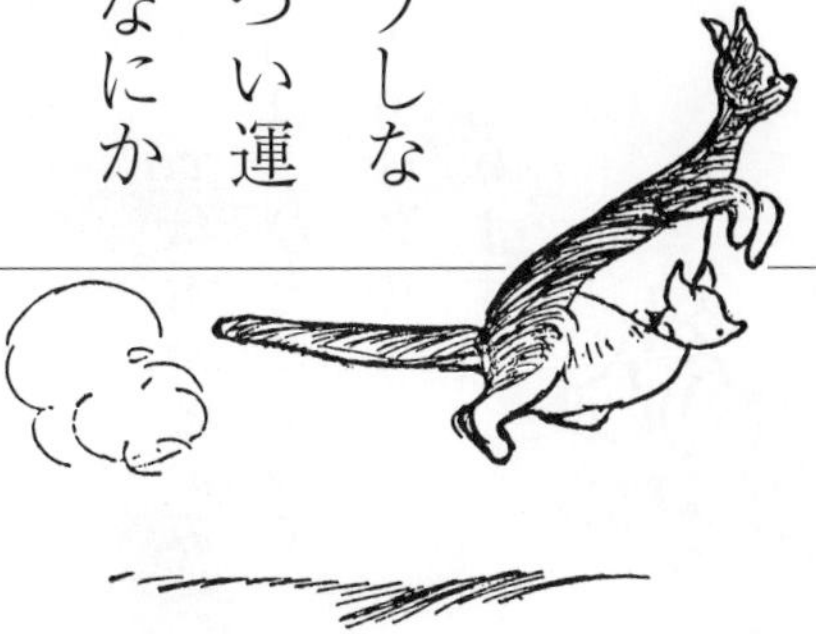

はねっかえり

ジャンプとおなじだと思わないでください。こちらはもっといみぶかい行為なのですから。はねっかえりというのは、ひとによっては元気のしるしだったり、ごく自然な状態だったりするのです。とはいえ、それは効果てきめんのエアロビクスでもあります。

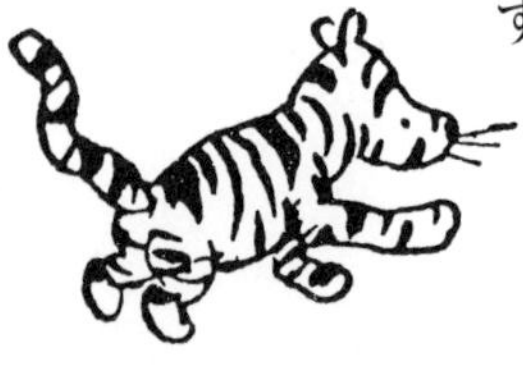

今日も一日、エネルギーをつかうはねっかえりで元気にすごそうと思ったら、そのまえに、バランスのとれた、健康によい朝ごはんをたべるようにしましょう。できれば、脂肪分をすくなく、炭水化物を多くしてください。

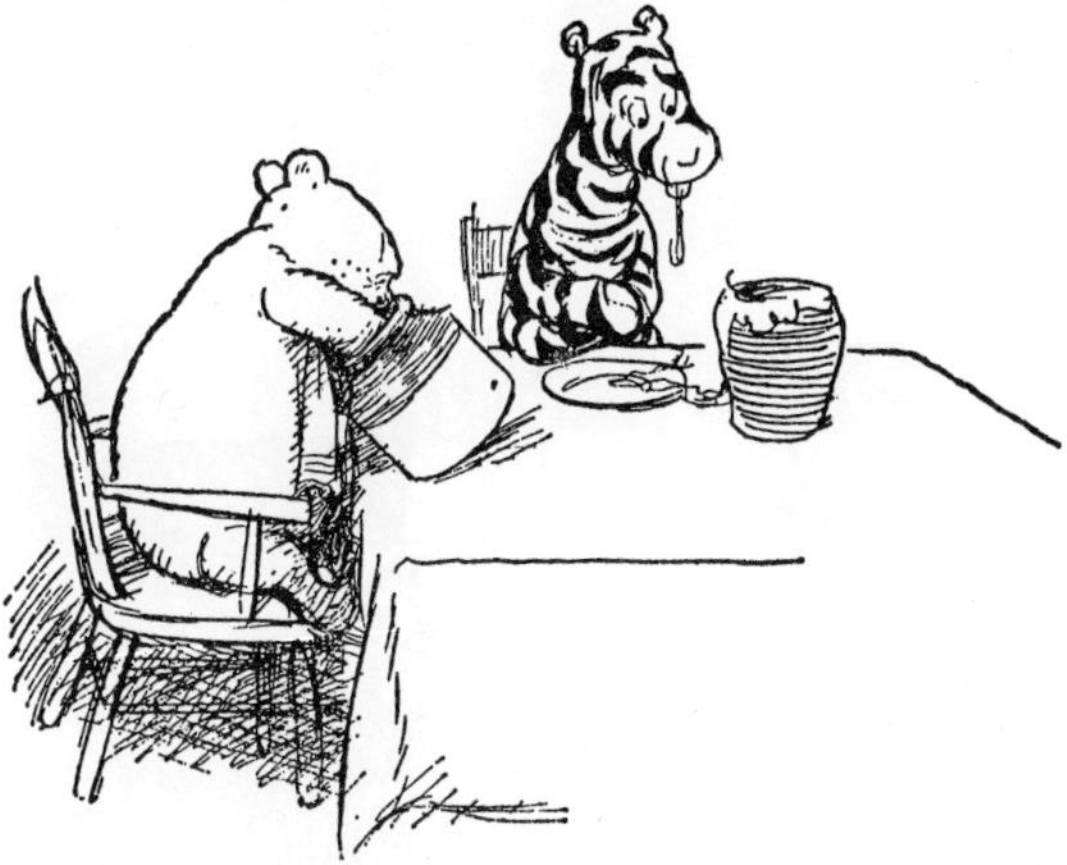

ほかのひとといっしょにいるときは、はねっかえるのもほどほどにしましょう。森におきざりにして、はねっかえりをなおしてやろうなんて思われてはたいへんです。

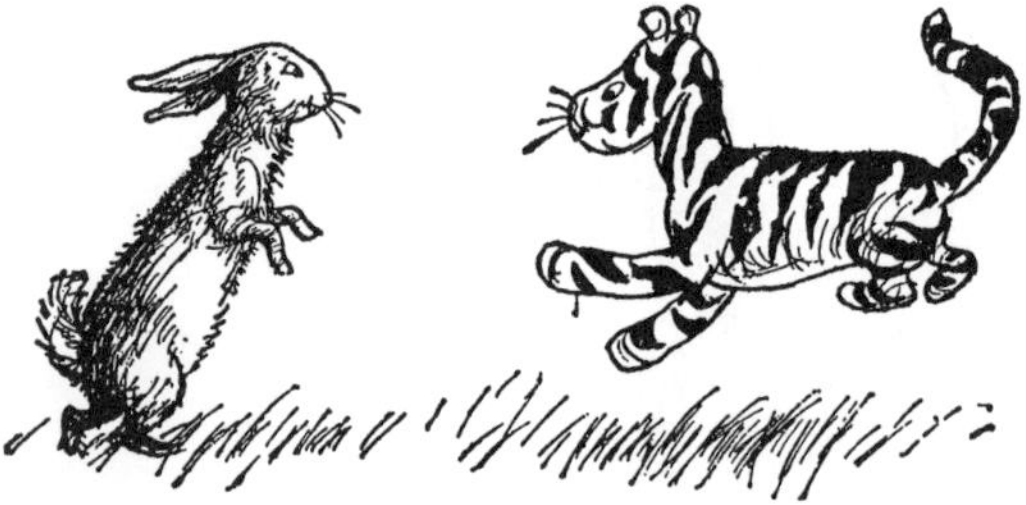

はねっかえりにかんするイーヨーのアドバイス

すべりやすい川岸にいるときは、ひとのうしろではねっかえらないようにしましょう。そのひとが、まちがいなくおよぎたがっているのなら話はべつですが。

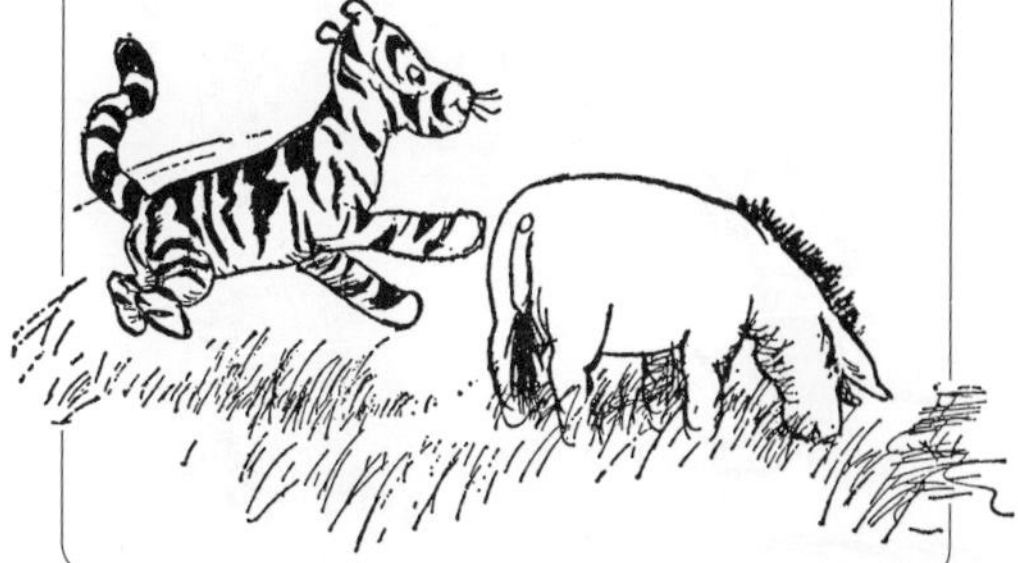

ランニング

ランニングは、もっともきついエアロビクスのひとつです。プーとその友人たちがめったに走らないのは、たぶんそのせいでしょう。でも、ランニングはとてもよい運動になります。（また、お茶の時間におくれないようにする手段としてもすぐれています。）

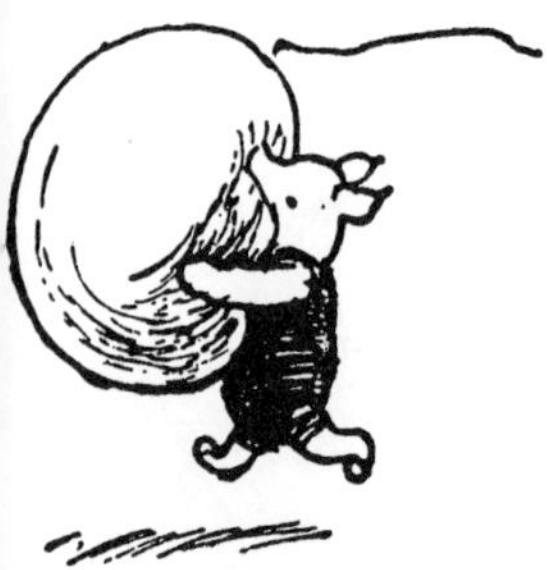

走るときには、足もとに気をつけないと、ウサギの穴にはまってしまうかもしれません。

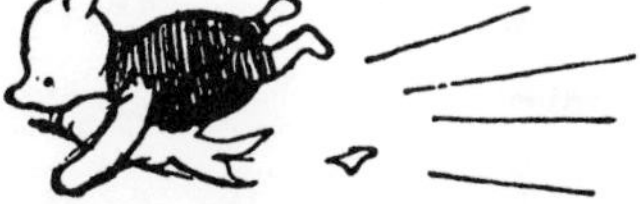

あまり早く走りすぎると、すばらしい天気や、まわりの風景を楽しむことができません。いそぎ足、スキップ、片足とび。これくらいでじゅうぶんです。

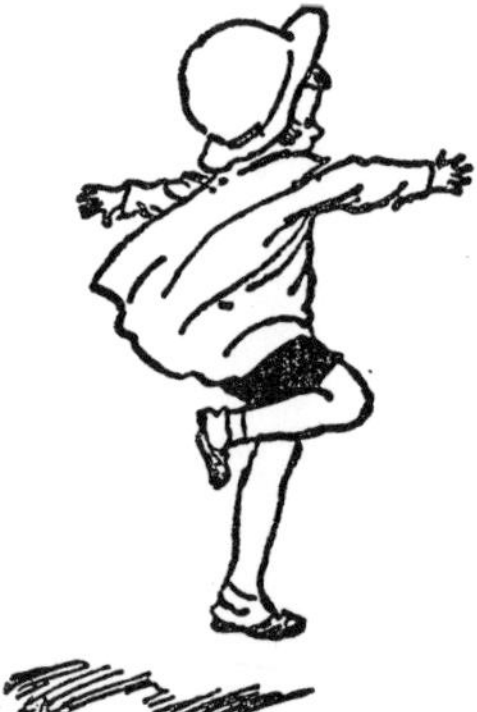

ランニングにかんするイーヨーのアドバイス

走るべからず。

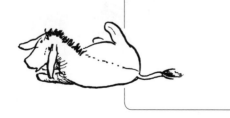

からだの気になる部分のための
トレーニング

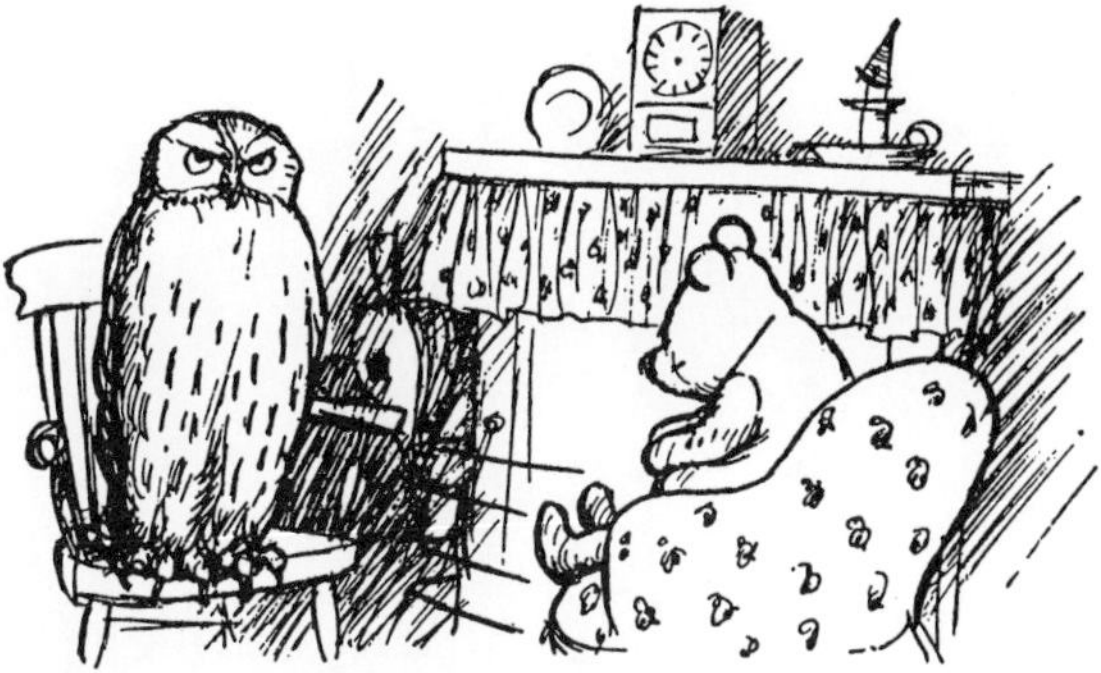

——フクロは、それに必要なる背部筋肉について説明しました。フクロは、まえにもいちど、このことについて、クリストファー・ロビンに話したことがありました。そして、それからというもの、いつも、もういちど、そのむずかしいことばをつかうチャンスをねらっていました。なぜかというと、この話は、きき手がなんの話か気がつくまえに、やすやす二度は説明してしまえることがらだったからです。

『プー横丁にたった家』

たいていのひとは、からだのどこかをほそくしたい、きたえたい、かっこよくしたいと思っています。さいわい、ここでかんたんに紹介する、おなじみの役にたつ活動のかずかずは、腕、前足、つばさ、あるいは、おなかの運動にもなります。

マツボックリや棒きれをひろう

ウエストをしぼり、おなかをひきしめます。プー棒投げにつかうマツボックリや棒きれがたくさんあつまるように、すくなくとも十回はくりかえしましょう。

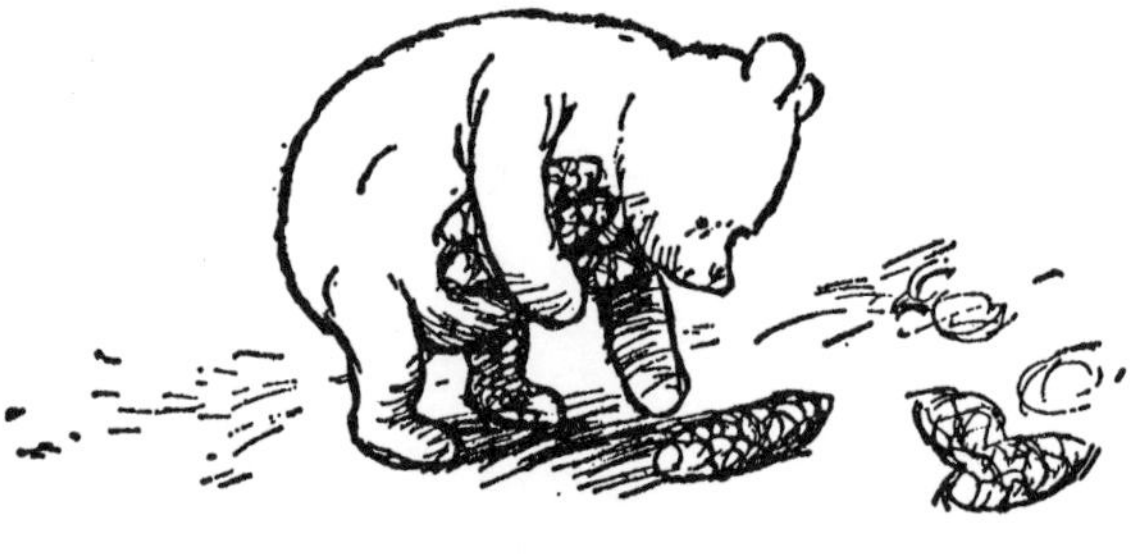

地面をほる

腕、胸、肩のためのよい運動になりますし、やっているうちに、なにごとかをなしとげることもできます。たとえば、ゾゾをつかまえるおとし穴づくりなど。

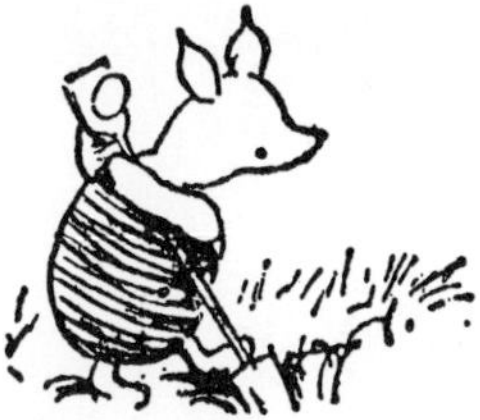

風船《バルーン・グライディング》で空をとぶ

腕が強くなるだけではありません。ハチの巣のある木に近づいていけば、おなかもいっぱいになるかもしれません。

空にあがっていくまえに、気象状況をチェックしましょう。風が弱すぎると、浮きあがるだけ浮きあがって——あとはちゅうぶらりんということになってしまいます。

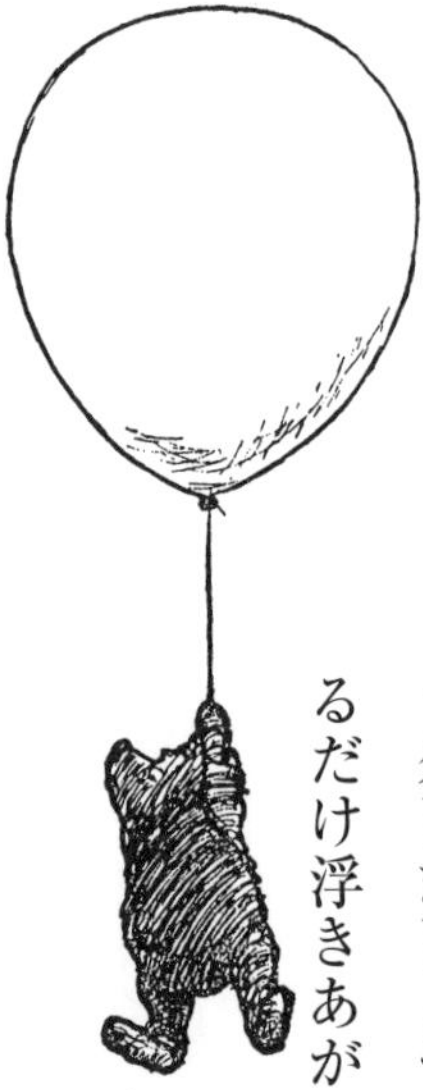

はじめてのときは、いつまでも空をただよっていてはいけません。腕がこわばって、一週間以上もなおらないかもしれません。

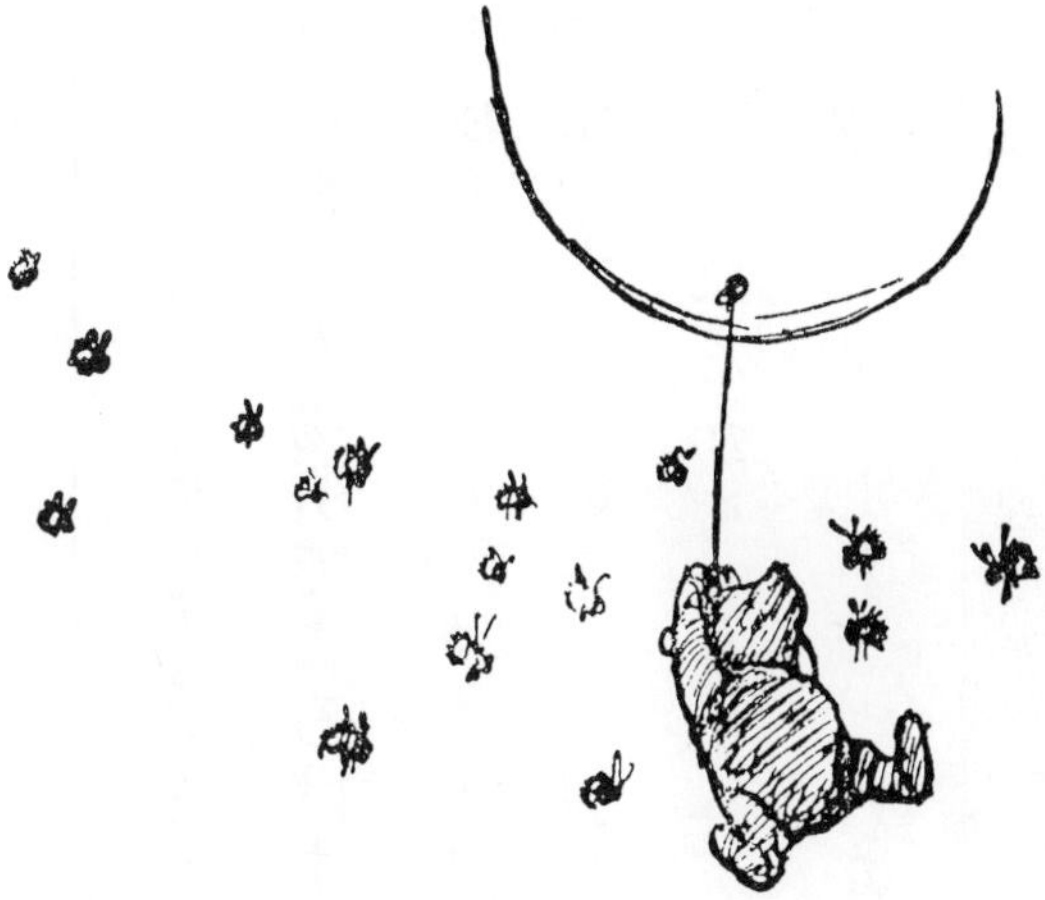

バルーン・グライディングにかんするプーのアドバイス

どろんこの場所でころげまわって、青い風船をつかえば、ハチは、あなたのことを青空に浮かぶちいさい黒雲だと思いこんでくれるかもしれません。（そうじゃないかもしれませんが。）

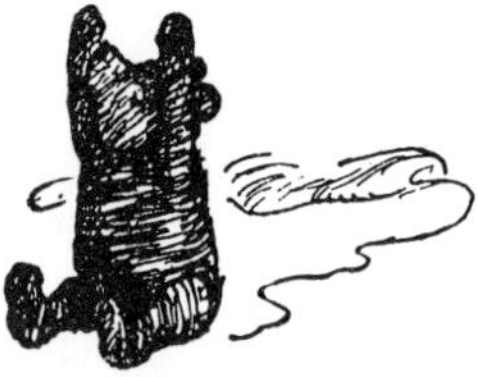

空をとぶ

風船でひとしきり空をただよったら、こんどは力強くはばたいて、つばさを思いきりうごかしましょう。ただし、「必要なる背部筋肉」がなければ、どんなに小さい動物でも、背中にのせてとぶことはできませんので、念のため。

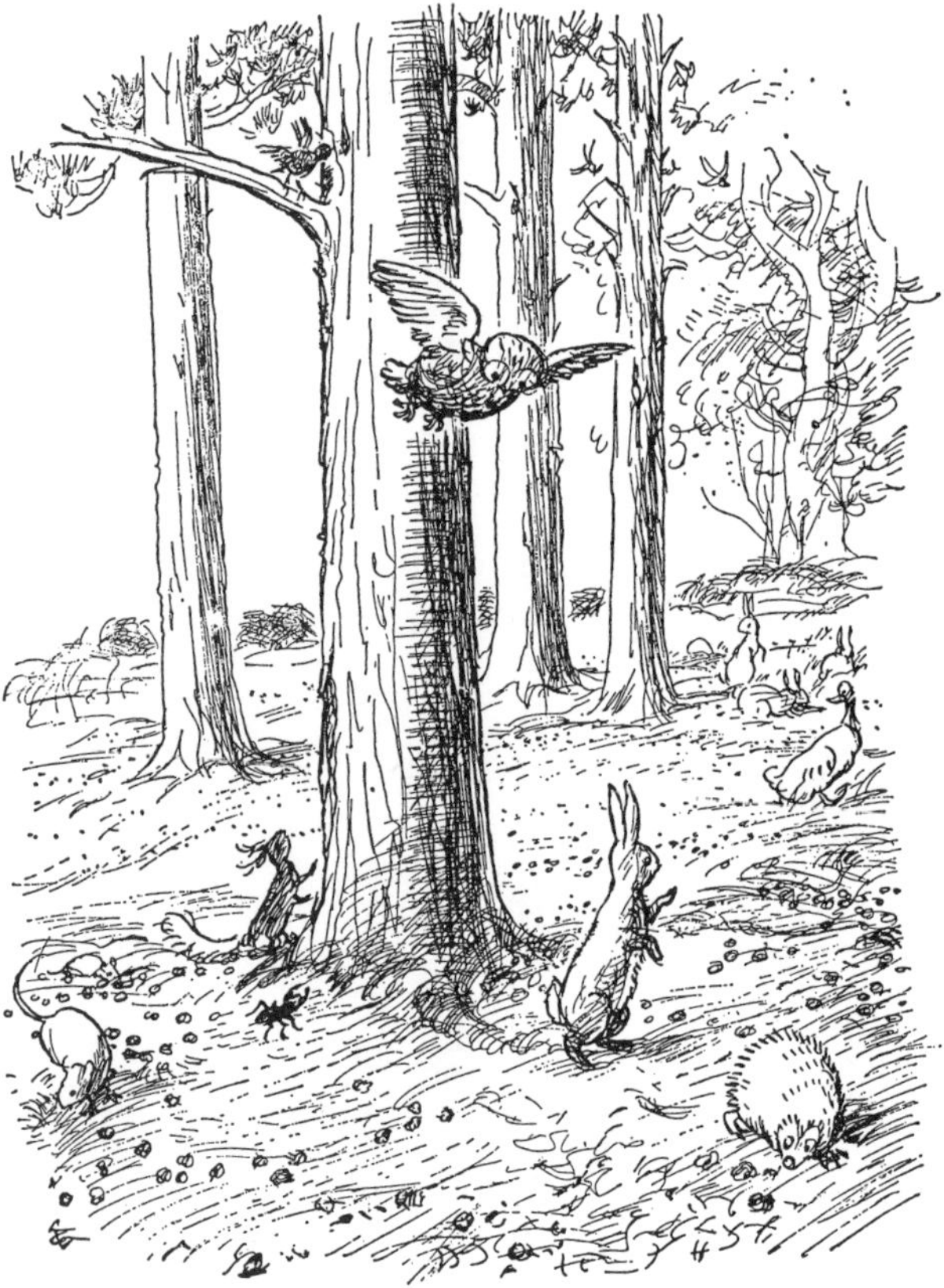

ハチミツのつぼをはこんだり、もちあげたりする

ハチミツのつまったつぼをはこぶのは、全身運動になります。つぼを肩より上にもちあげるのは、腕をきたえるのに効果的です。

（もちろん、つぼを軽くするのにも効果的です。）

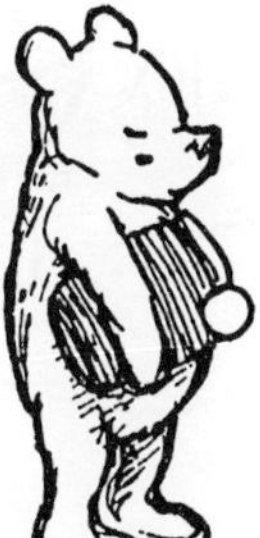

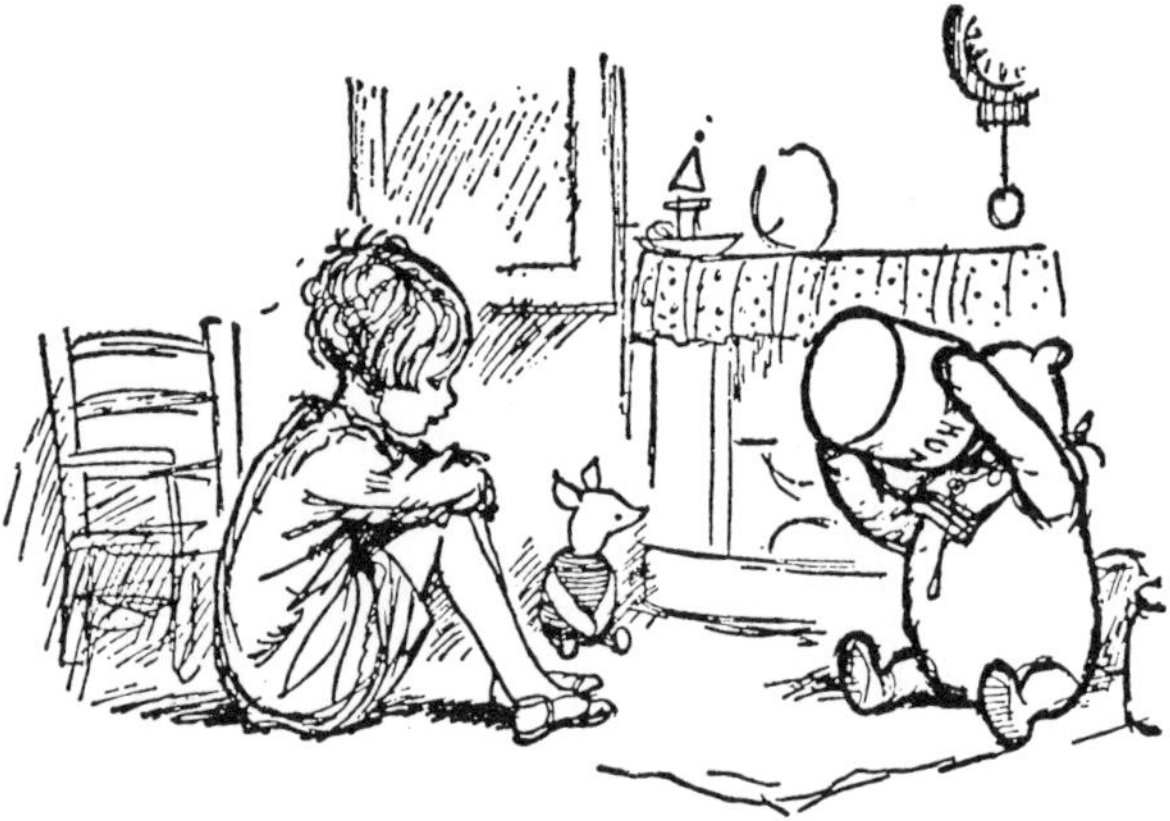

やせる体操

プーはこれが大好きで、かなり定期的に実行しています。あいにく、ハチミツのつぼをもちあげることにくらべると、あまり定期的とはいえないのですが。

できるだけ背のびをしてから、腰をまげ、床に手をつくようにしましょう。

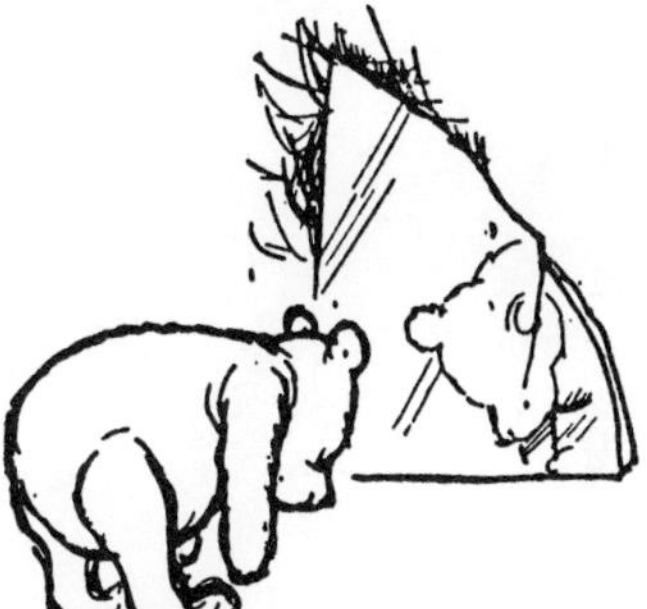

あんまりいそいで屈伸運動をしてはいけません。つま先に手をつけようとするときに、思わず、「あっ、くるしい！」という声が出てしまうかもしれません。

やせる体操にかんするプーのアドバイス

体操をしている最中に、歌が思いうかぶこともあるでしょう。歌がやってくるのをじっと待ちましょう。歌というのは、こっちでつかむものではなくて、むこうからこっちをつかむものだってことをおわすれなく。

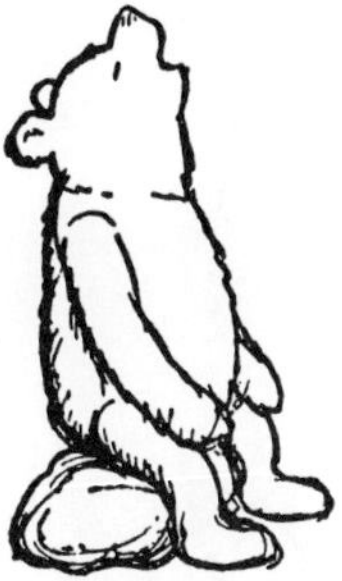

びんを投げる

腕をきたえるのに効果的ですが、これがほんとうに役にたつのは、まわりを水にかこまれて、たすけをもとめる手紙を出さなくてはいけないときだけです。

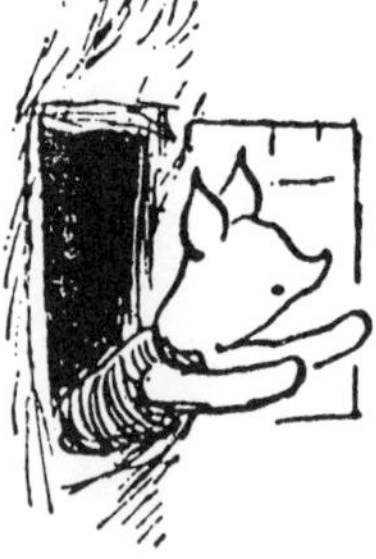

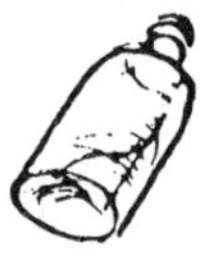

クールダウン

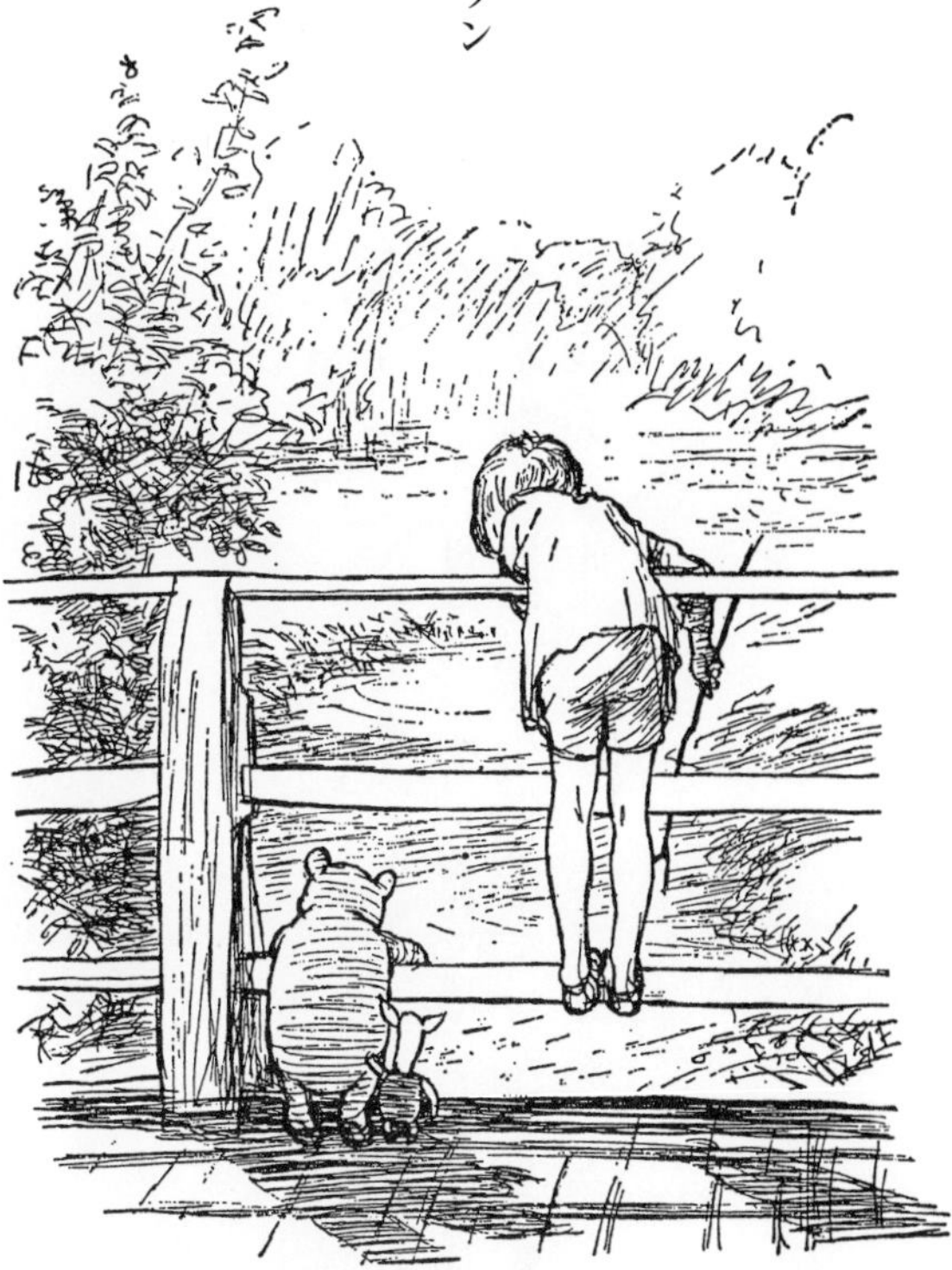

――ながいあいだ、三人はだまって、下を流れてゆく川をながめていました。すると、川もまただまって流れてゆきました。川は、このあたたかい夏の午後、たいへんしずかな、のんびりした気分になっていたのです。

『プー横丁にたった家』

運動のまえにウォームアップが必要なように、運動のあとにはクールダウンが必要です。百町森の住人とおなじように、みなさんも、健康法のうちでこれがいちばん楽しいと思われるでしょう。

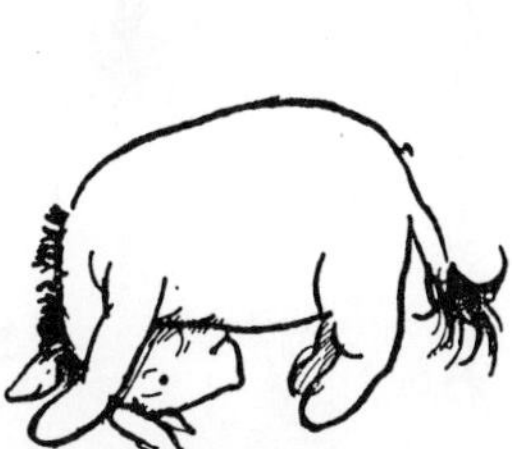

しっぽふり

🐴これは、運動のペースをおとしてクールダウンをはじめるのにぴったりの方法です。しっぽを上下左右にふりましょう。

🐴上下左右にうごくしっぽが見えるように、頭をうしろにむけて、首すじをのばしましょう。

🐴あまりいきおいよくふらないように。いつのまにかはしゃぎまわっていた、ということになりかねません——楽しいけれど、クールダウンむきではありませんね。

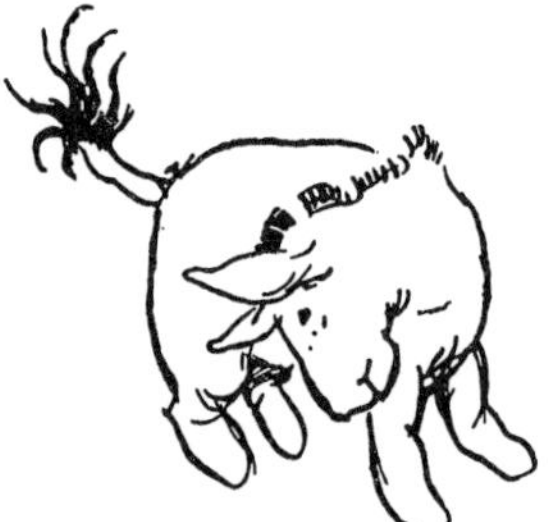

しっぽふりにかんするイーヨーのアドバイス

しっぽをなくさないように。だれかがさがしてきてくれないかぎり、「ない袖はふれない」というありさまになってしまいます。

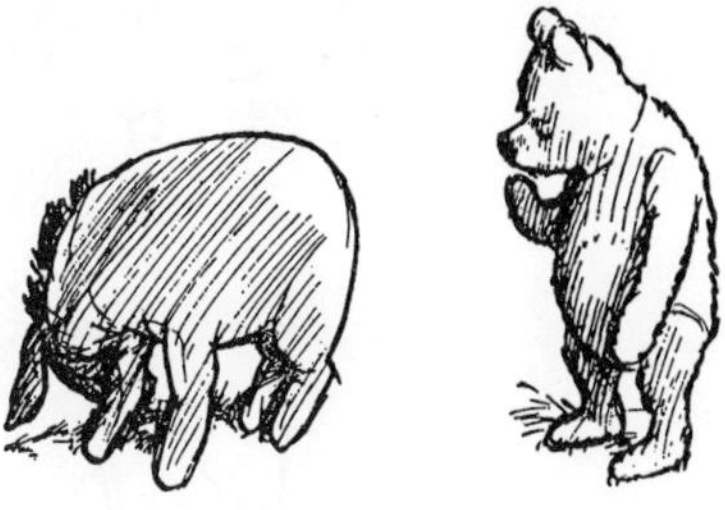

タンポポの綿毛吹き

タンポポの綿毛をもって、胸の奥までゆっくり息をすいこんだら、こんどはゆっくり——ただし力強く——はきだして、できるだけたくさんの種を吹きとばしましょう。(これは、あることがことしおこるのか、来年おこるのか、いつかはおこるのか、けっしておこらないのかをうらなうのにもべんりです。)

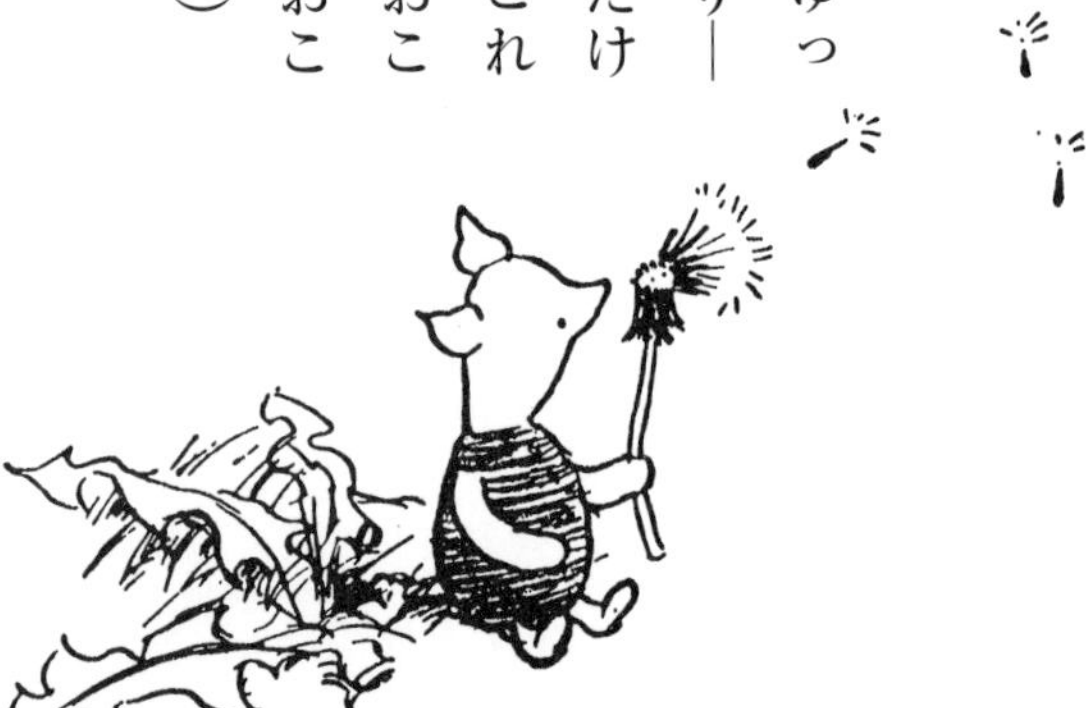

深呼吸

すわりごこちのよい場所を見つけて、目を閉じ、ゆっくり深呼吸しましょう。森の物音に耳をすましたり、鼻歌をうたったりしながらクールダウンすると、全身の筋肉がほぐれやすくなります。

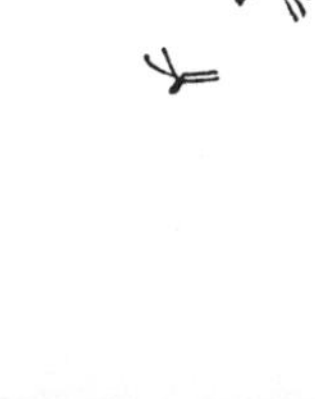

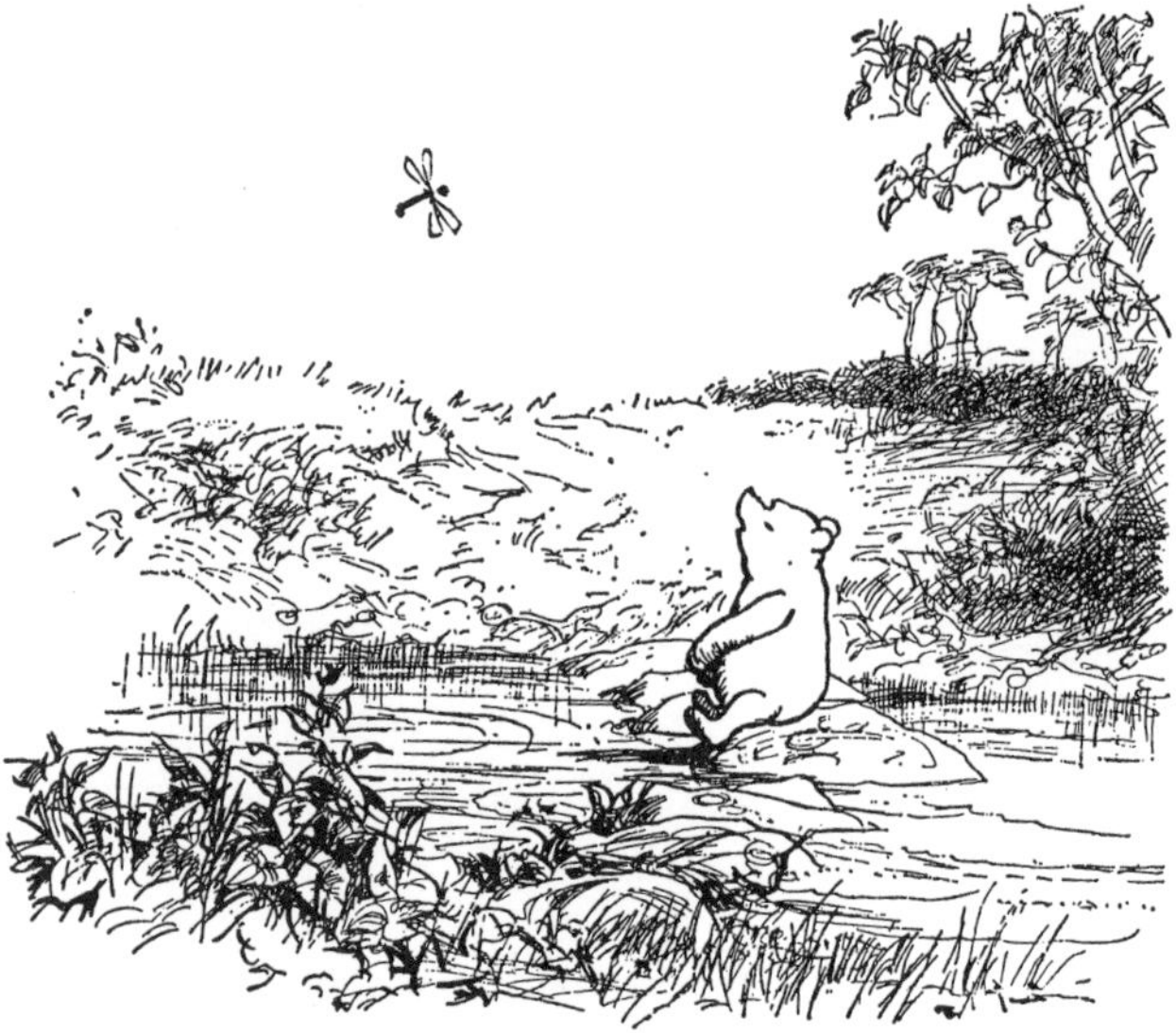

運動後のすごしかたにかんするプーのアドバイス

運動やその他のことでからだを動かしたあと、疲れをいやすには、友だちといっしょになにかひと口つまむのがいちばんです。

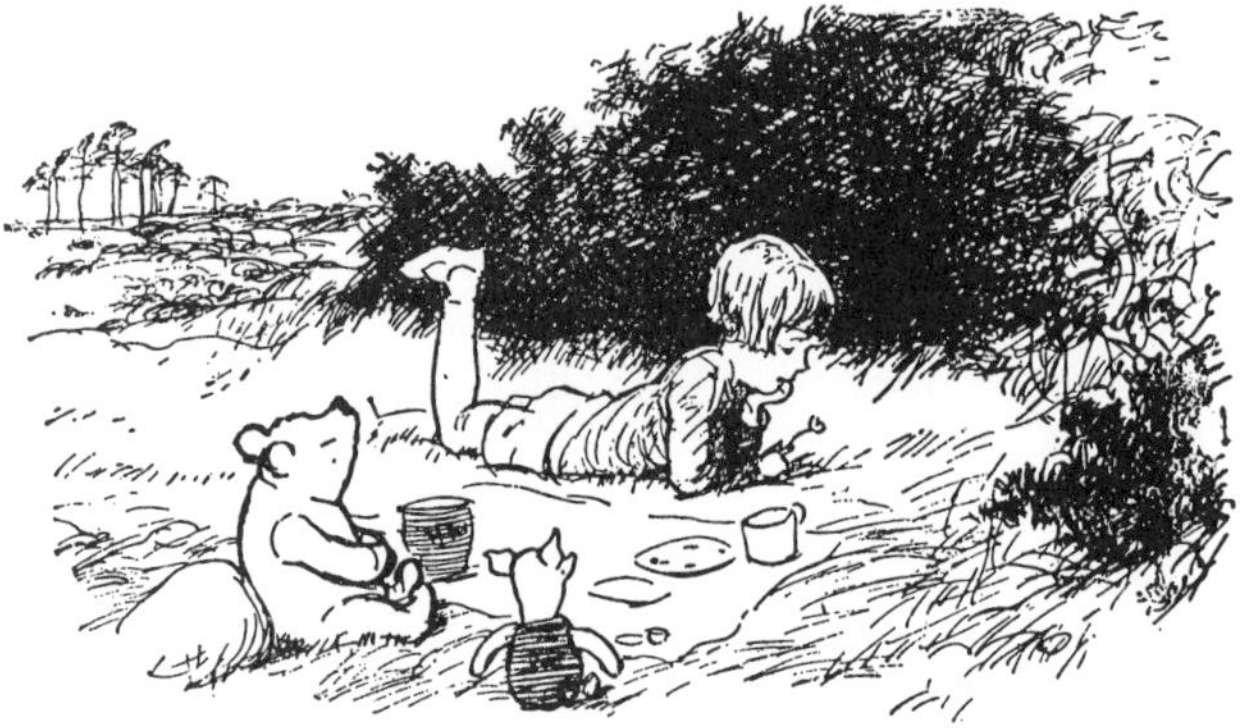

第2部

イーヨーのちっぽけなぐちばなし

おぼえておいてくださ
い。ひとのことなんか、
だれもかまわないし、気
にかけないものなんだと
いうことを。

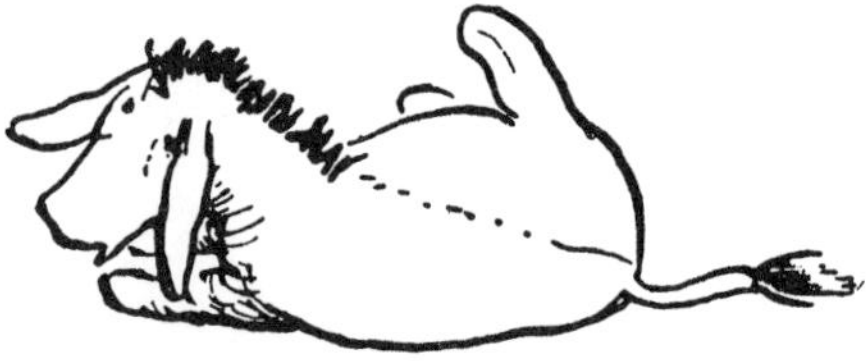

だれかに「ごきげんいかが？」といわれたら、「いかがじゃない」とこたえておきましょう。

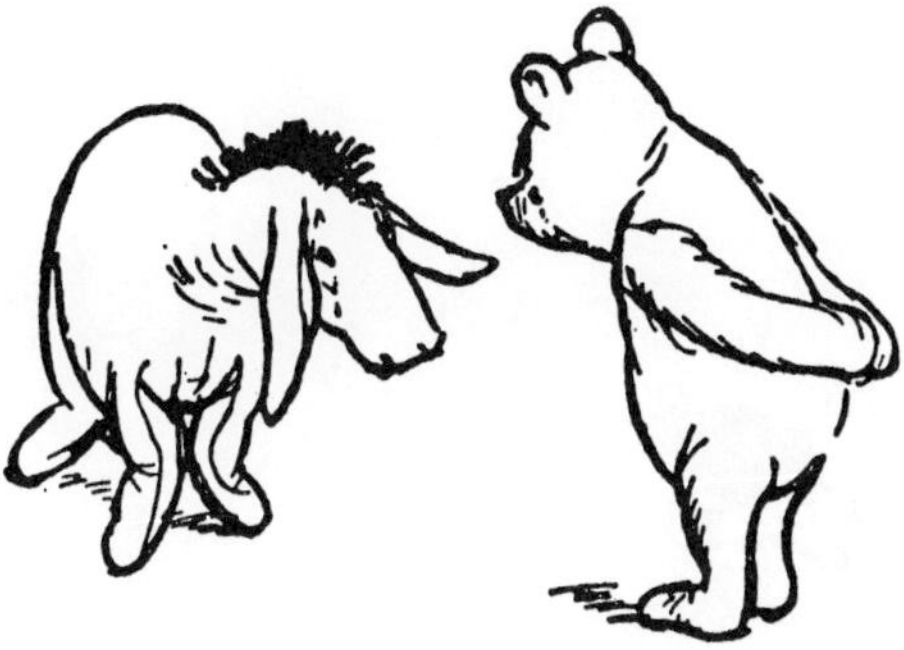

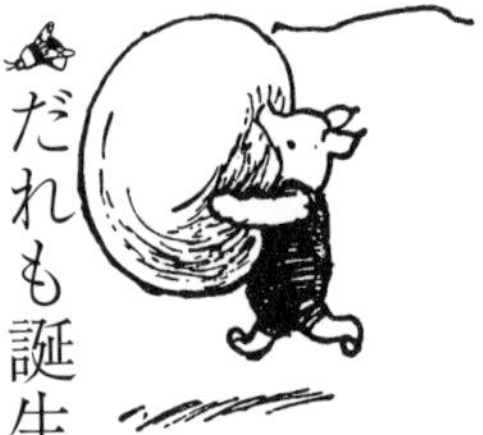

だれも誕生日に気づいてくれないと思っていると、友人がふたりやってきます。からっぽのハチミツのつぼと、やぶけた風船をもって。

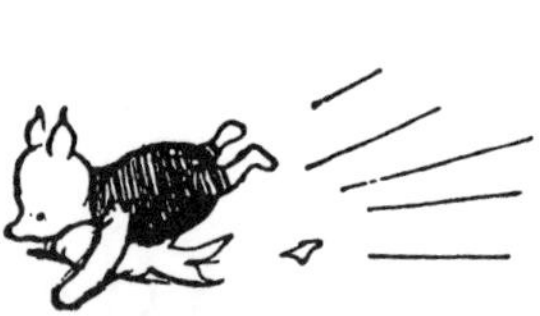

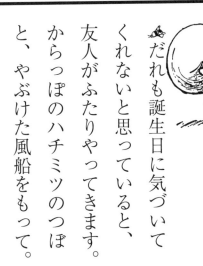

お祭りさわぎやなにやかや。それで迷惑をこうむっても、あやまってもらう必要はありません。いかにもありそうなことなんですから。

いなくなった親せき友人の捜索にはぜひ参加しましょう。ただし、そのひとが見つかったことをだれもおしえてくれず、ひとりで二日もさがしていた、なんてことになっても、おどろいてはいけません。

川におちてしまったときは、だれかの投げいれた大きな石が胸にあたらないうちに、もぐって岸までおよぎついてしまうのがいちばんです。

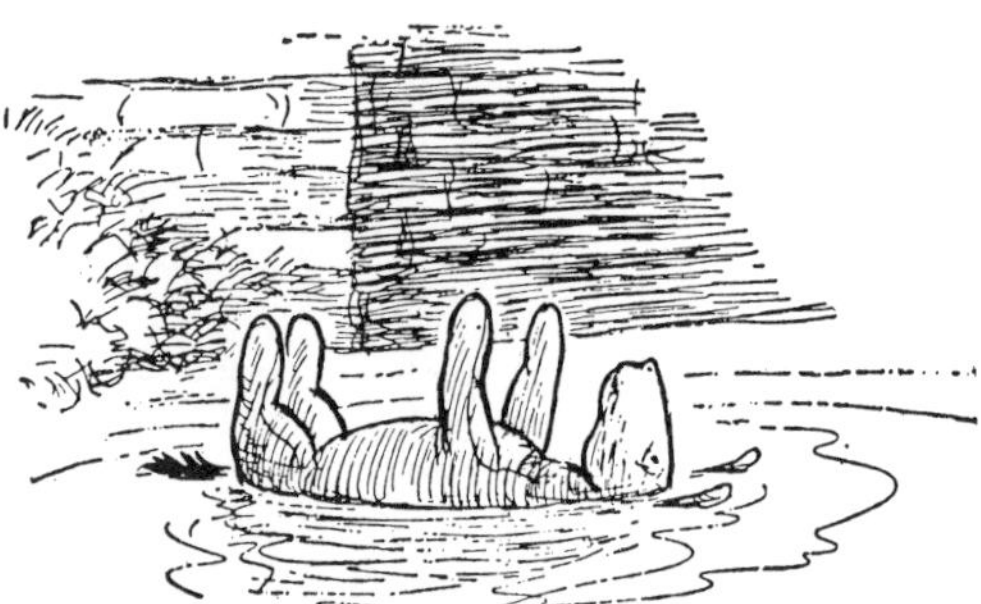

雪のなかにたっていた家が、すっかり消えうせてしまっても、ぐちをいってはいけません。雪はまだたくさんあるのだから、それで好きなことができるというものです。

「おかしなもんさ、けがというものは。けがをするまでは、けっしてけがにならんのだからなあ。」——イーヨー

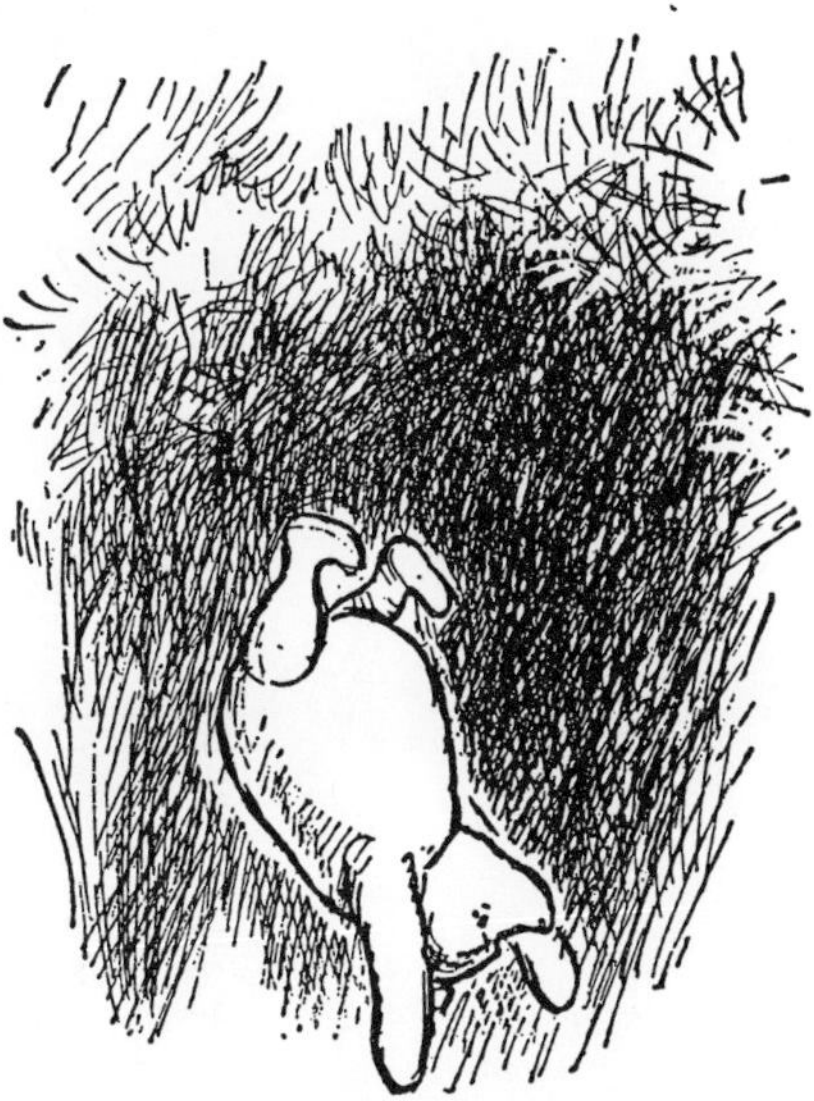

木のてっぺんからブンブンいう音がきこえるからといって、ハチミツがとれるわけではありません。

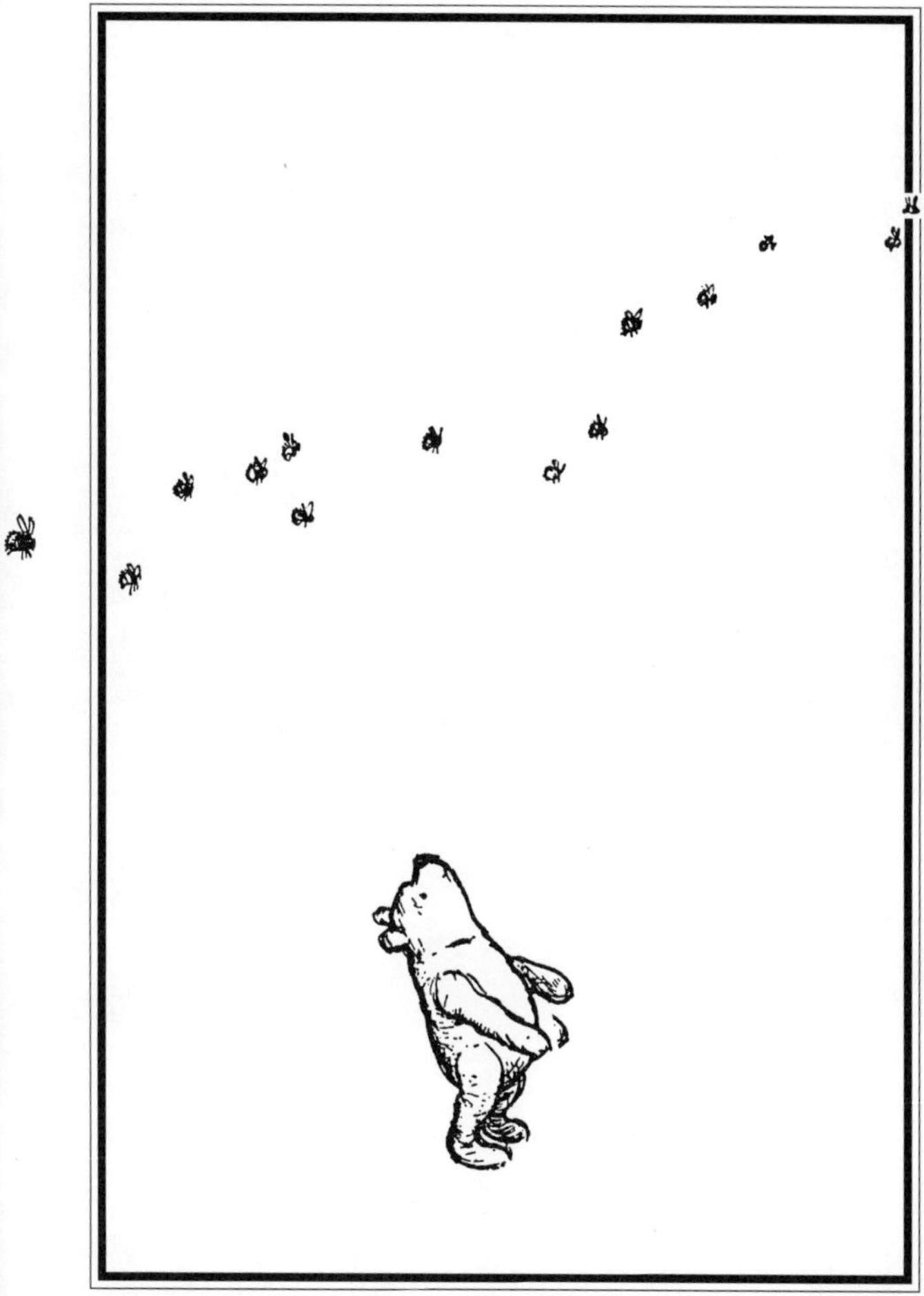

「やりとりということがない。意見の交換ということがない。……これじゃ、どうにもならんじゃないか。ことに、話の終わりの部分は、相手のしっぽをチラと見るばかりというのではなァ？」──イーヨー

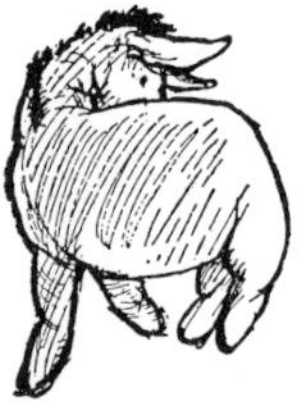

だれかに「ごきげんいかがですか？」といわれたとき、もうずいぶんながいあいだ「いかがという気」がしないと思ったら、うしろをふりかえってみましょう。しっぽがなくなっているかもしれません。

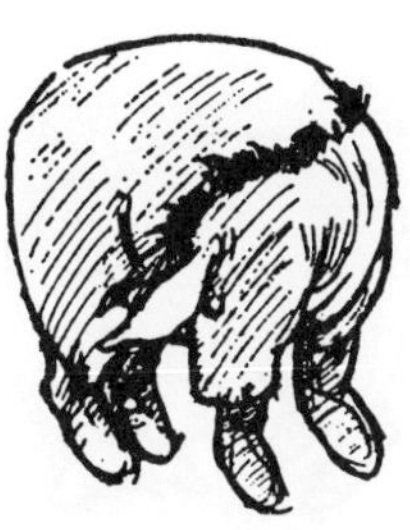

しっぽがなくなったときには、
ふさぎこんでも、だれも文句は
いいません。

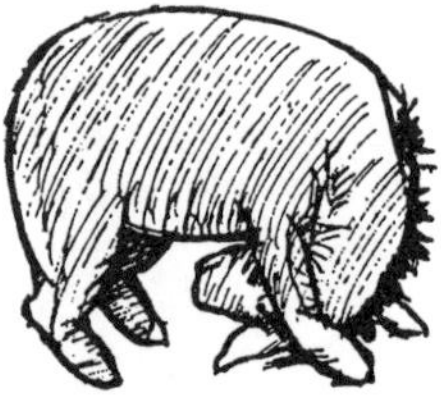

なくなったしっぽが見つかるのはけっこうなことですが、またつけなおしてもらわなくてはなりません。かなづちと釘で。

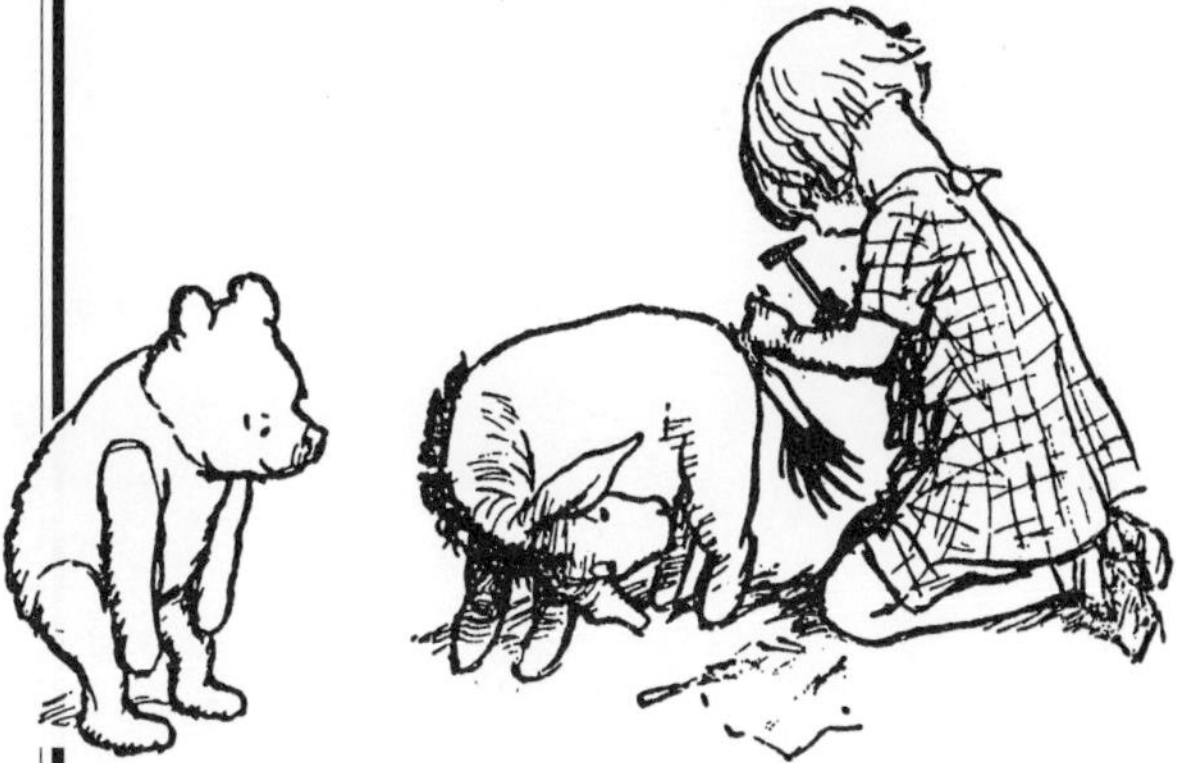

プーさんや……「おまえさんこそは、まことの友。どいつこいつとは、大ちがい。」――イーヨー

よその家の出入口にはまってしまった（そもそも、たべすぎたのが原因でそうなった）ときは、家のひとに、後ろ足をタオルかけにつかってもらわなくてはいけません。そういうものです。

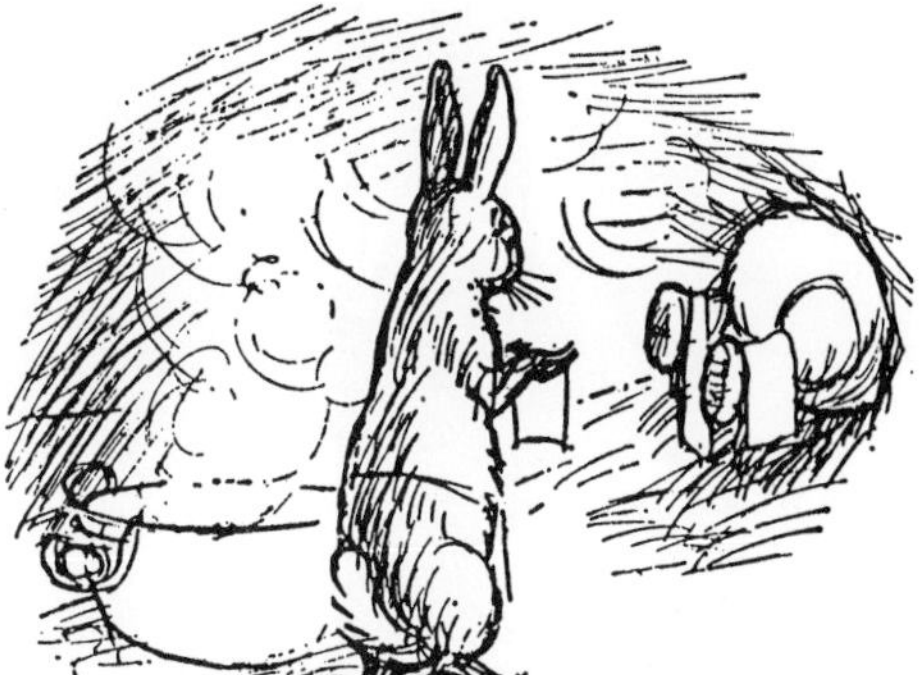

「わしの横丁に、なんかすばらしいことでもあるようじゃないか。そりゃ、もちろん、日あたりの悪い、ジメジメした、みすぼらしい場所のおすきなかたにとっちゃ、ちょっとばかり格別なところかもしれん。」――イーヨー

「おはよう」といってくれるひとがいます。ほんとに「おはやい」のかどうか、それはなんともいえませんが。

みじめな思いをするのはとてもいやですが、もっといやなのは、ほかのみんなから、こっちだってみじめなんだといわれることです。

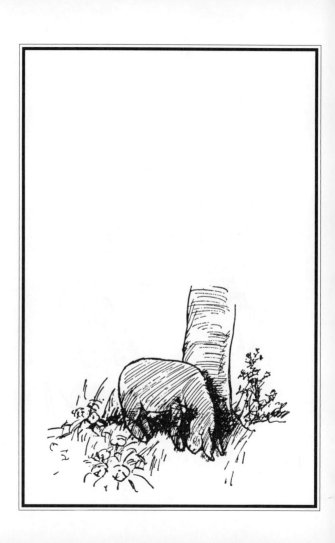

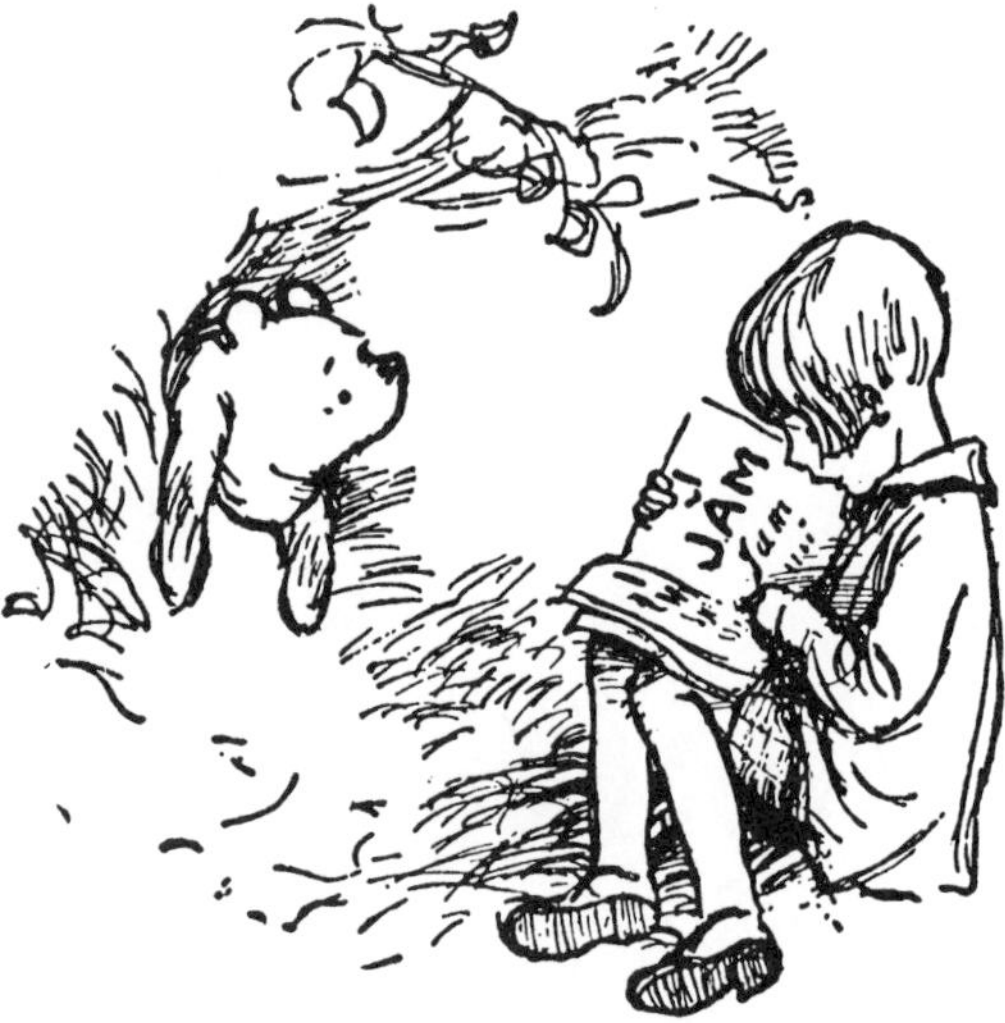
JAM
Yum

やせるまでに「だいたい一週間くらい」かかる、なんていうひとは、みんな嘘つきです。

ハチのことなんて、だれにもわからない——クマ、コブタ、ウサギ、フクロも同じです。

うたえやあそべ。
あそべるひとは。

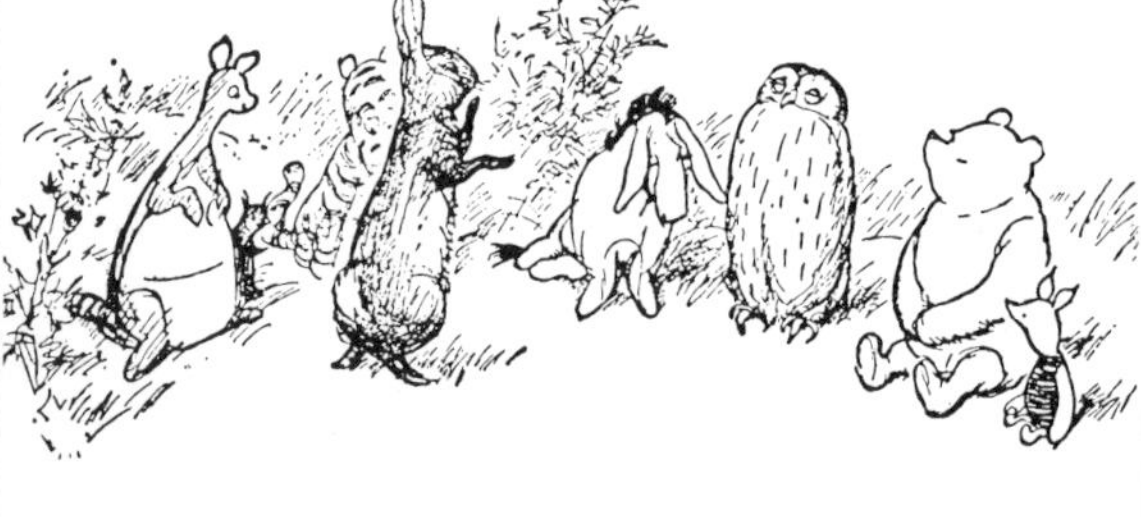

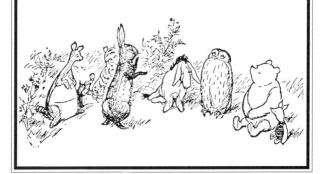

「だれもが、できるというものでもなしな。じぶんで、やらん者だってあるのさ。それだけの話さ。」——イーヨー

「おまえさん、わしの誕生日に、いつもみじめな気もちでいたいなどとは思わんだろうが。」——イーヨー

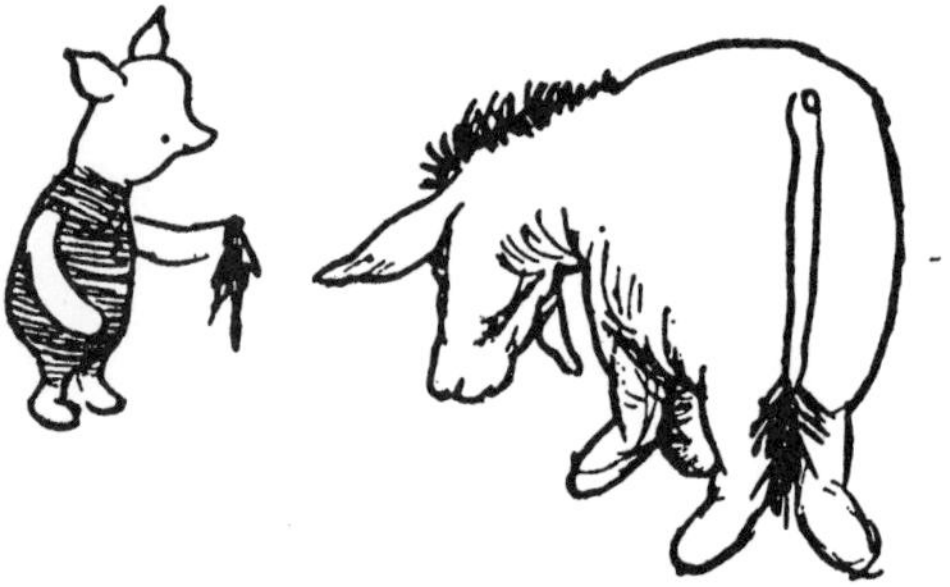

じぶんで家をたてるのは、よい思いつきです。ただし、家が風にのって森のはんたいがわにいってしまってもおどろかないように。

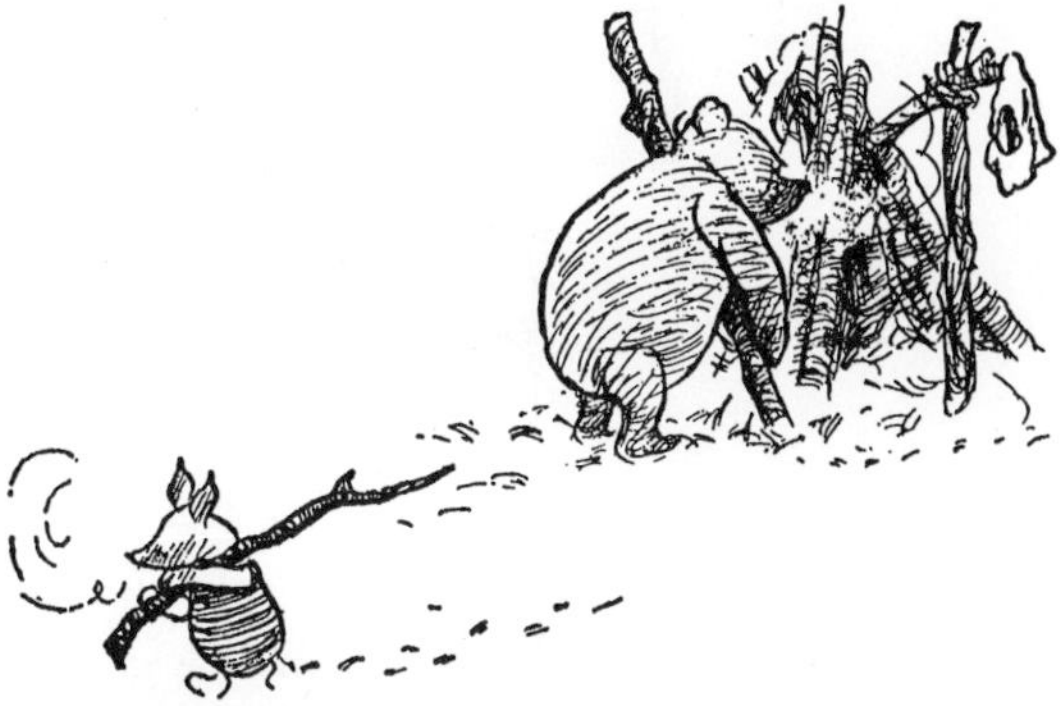

ないしょの話をするなら、押しあいへしあいしながらではなく、ちょっとそこまで散歩しながらのほうがいいにきまっています。

どうぞ、すきなだけめしあがれ。でも、戸口からぬけだせるかどうか、ためしにやってごらんなさい。

「ぜんぜん、頭のないやつもおるわい。」――イーヨー

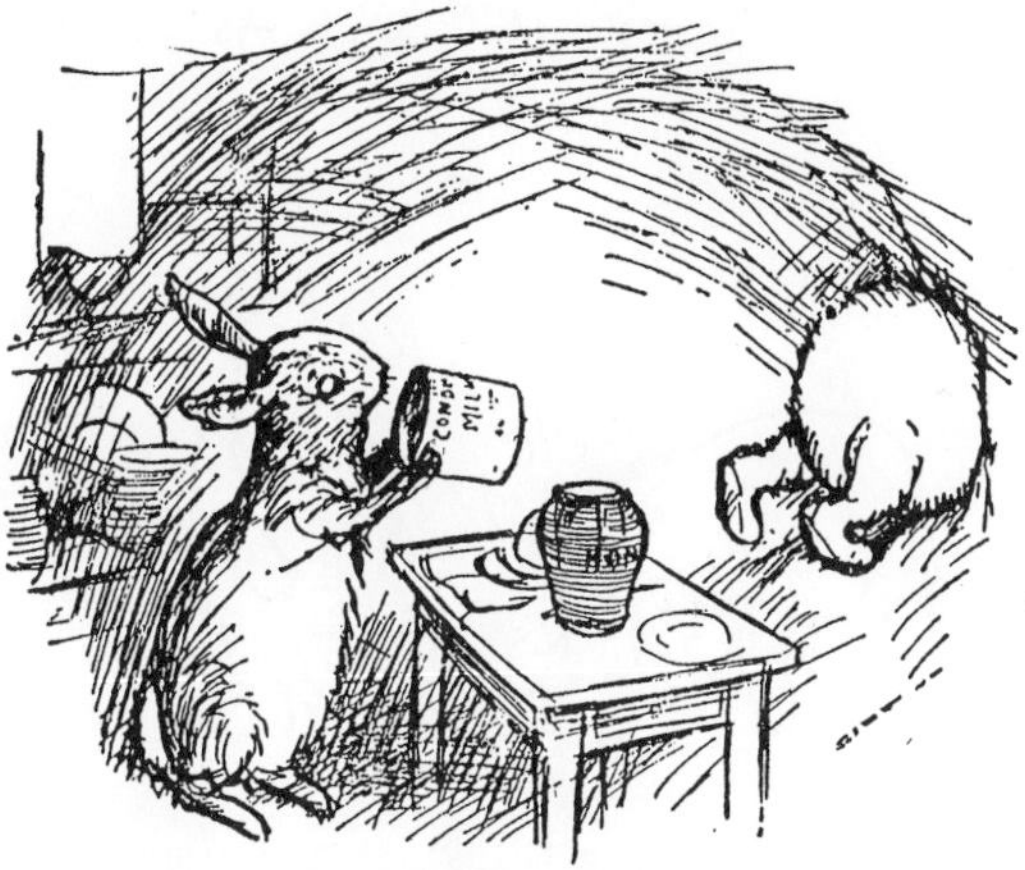

アザミの上にすわったからといって、アザミのためにいいわけではありません。すっかりいきがわるくなってしまいます。

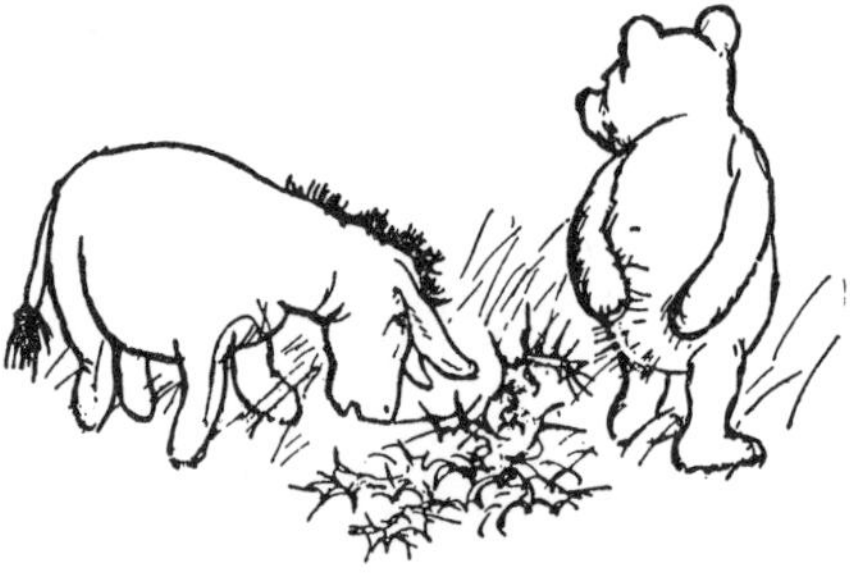

探検隊のいちばんびりにいるよりもいやなのは、すわって休憩したいと思うたびに、うしろにくっついてきたウサギの親類のチビどもを、半ダースもはらいのけなければならないことです。そうなるともう、これは探検ではなくて、ただの雑音です。

水におちたひとをたすけようと思ったら、しっぽを水につけて、つかまってもらいましょう。もちろん、しっぽはこごえて感覚をうしなってしまいますが。

かじかんだしっぽは、よくマッサージすると元どおりになって、また身についてきます。

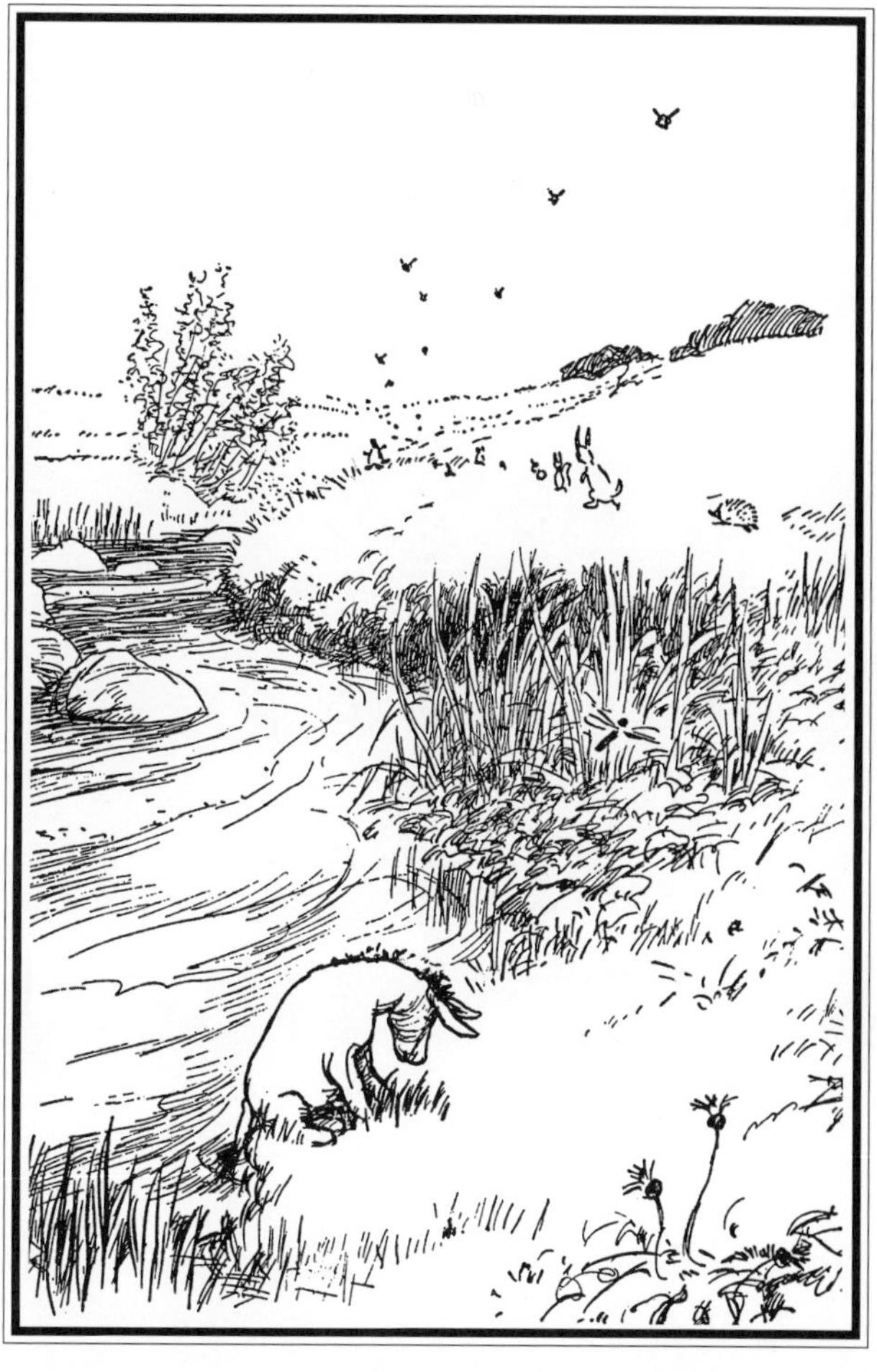

どこかでパーティがあるという話をきくのは、いつだってゆかいなものです。あとで、ふみつぶした残りものがとどくでしょうから。

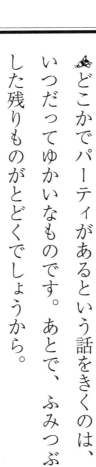

どろのなかでころがればちいさい黒雲みたいになれると思うのは、まちがいです。きたなくなるだけで、あなたはあなたみたいにしか見えません。

「だれもわしに、よう話さん。だれもわしに報告せん。いちばんさいごにひとと話してからつぎの金曜日で十七日になる。」——イーヨー

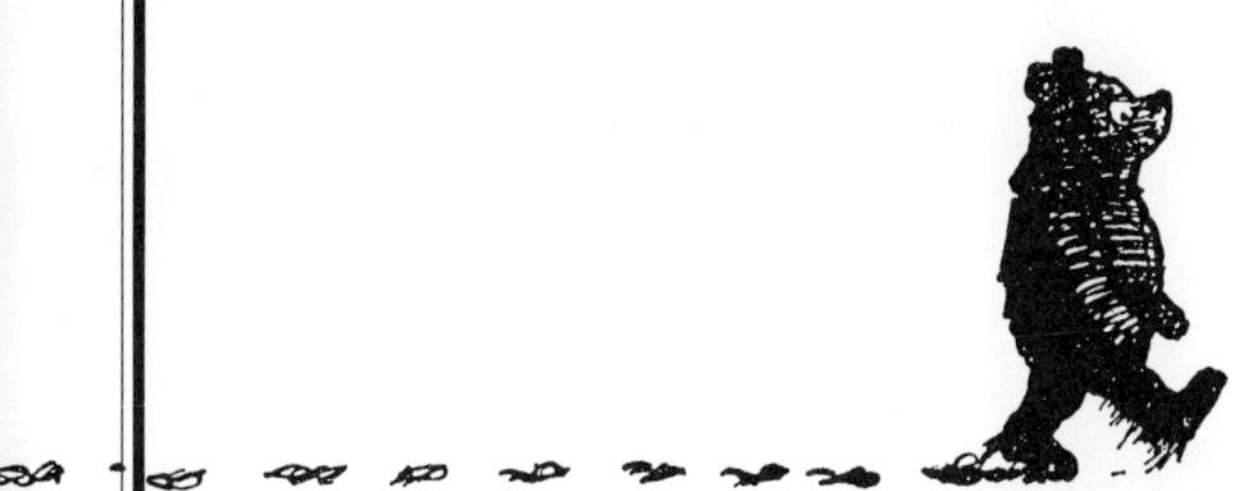

木からおりられなくなった友人をたすけようというときは、みんながあなたの背中にのってたすけるつもりじゃないことを確認しておきましょう。

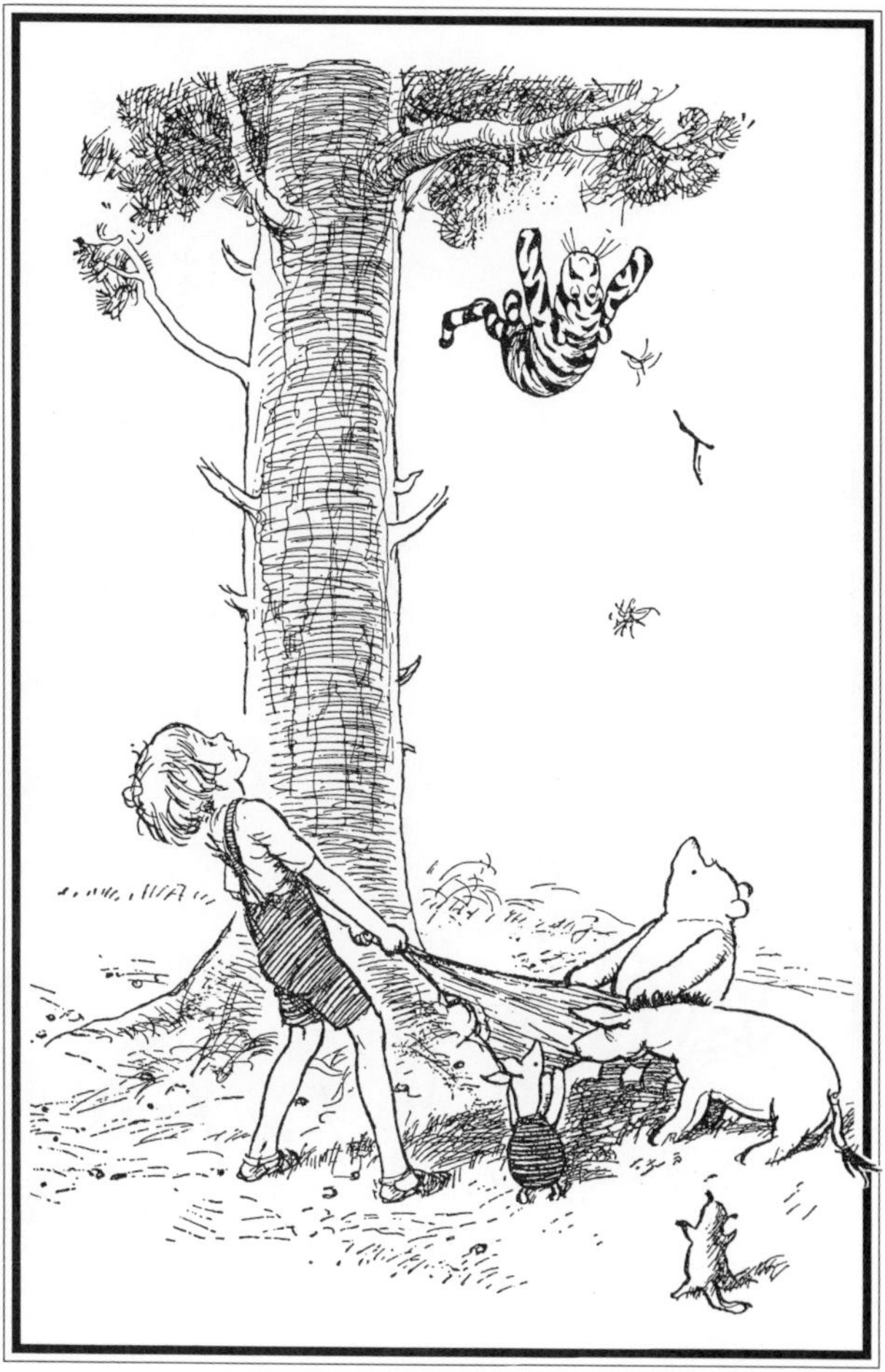

川岸でかんがえごとをするときは、どうぞご用心を。はねとばされて水におちてしまうかもしれません。

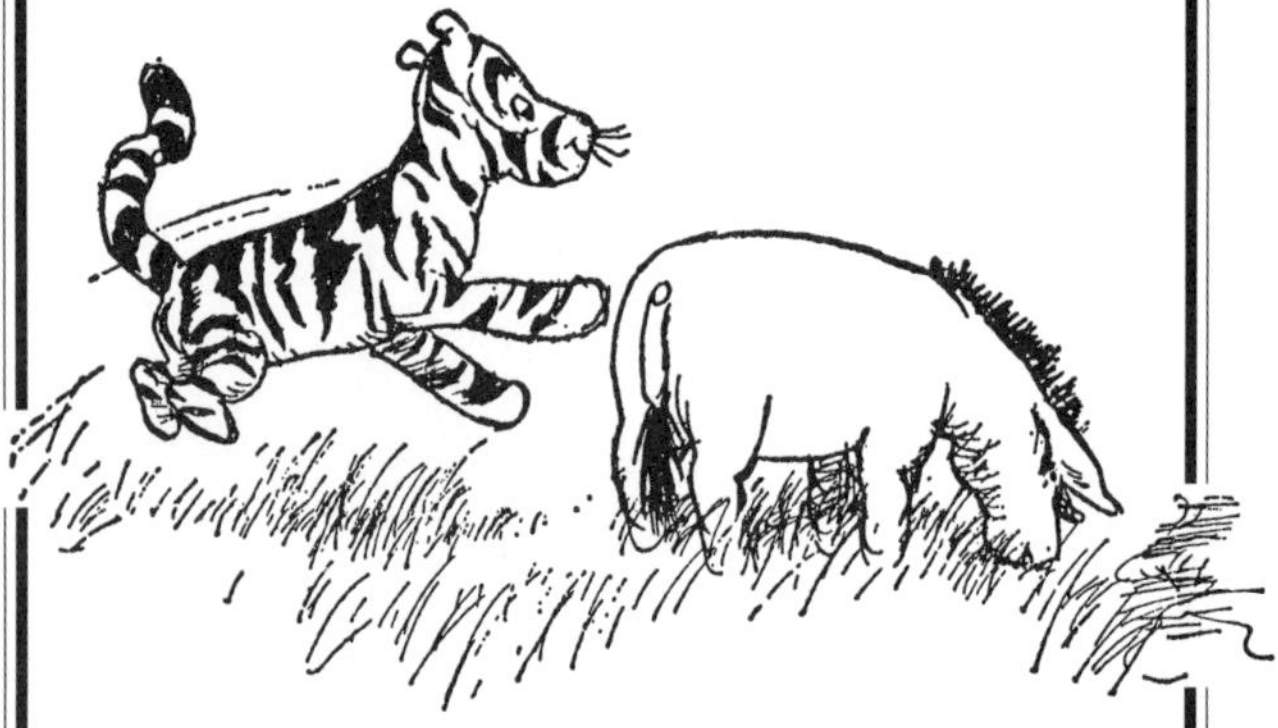

「もうじき、ふってくるぞ。見てるがいいわい。」——イーヨー

Aという字が、ウサギふぜいの知っているものだとわかっても、がっかりしないように。

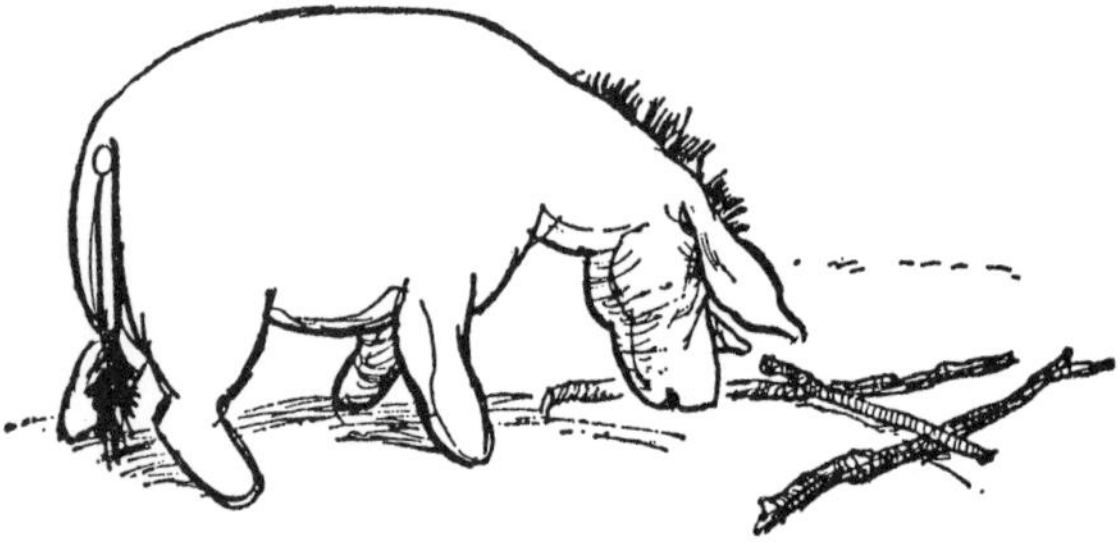

「この森では、だれもかれもが、押しあいへしあいしよる。すき間もありゃせん。こんな場所っぷさぎの——しかもお門ちがいのところへきよる動物を、わしゃ見たことがないぞ。」——イーヨー

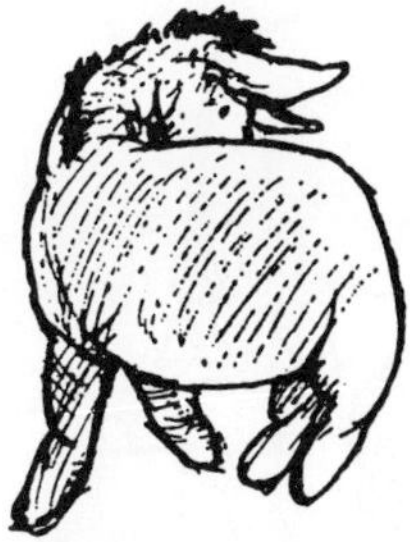

たとえ、川のどん底にしずんでも、「これはたちのわるいいたずらか、それとも、たんなる事故だろうか」などと、かんがえないことにしましょう。水面まで浮き上がって、「ぬれた」と思うだけでいいんです。

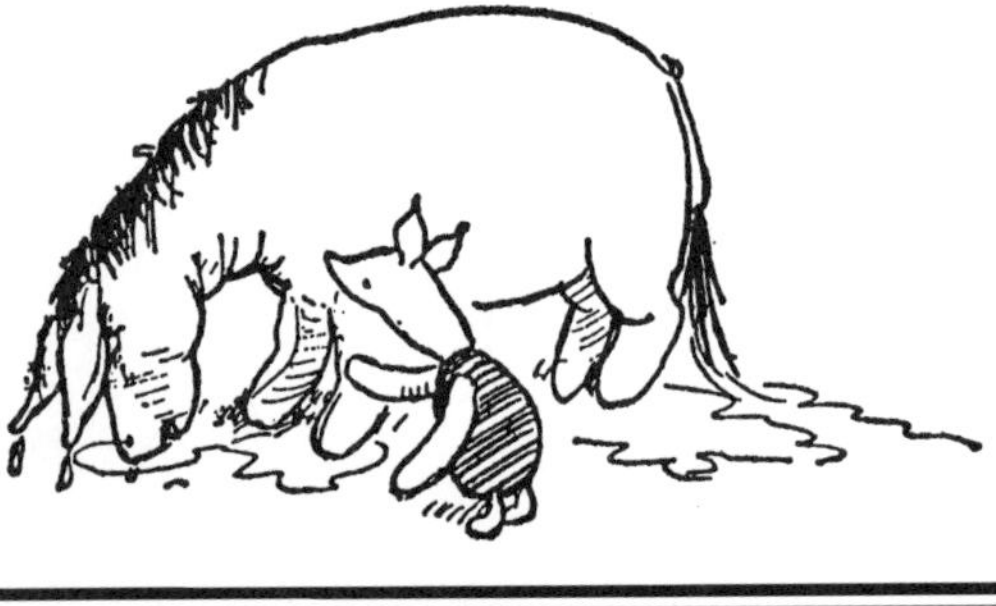

「やつらは、ひとりとして脳みそがない。まちがって、うす黒いみそなんかつめこまれとる。それでかんがえるということをせんのだ……」――イーヨー

仲間のおしりにくっついて北極を探すとか、お遊戯をするとか——どちらも同じ、どうでもいい。

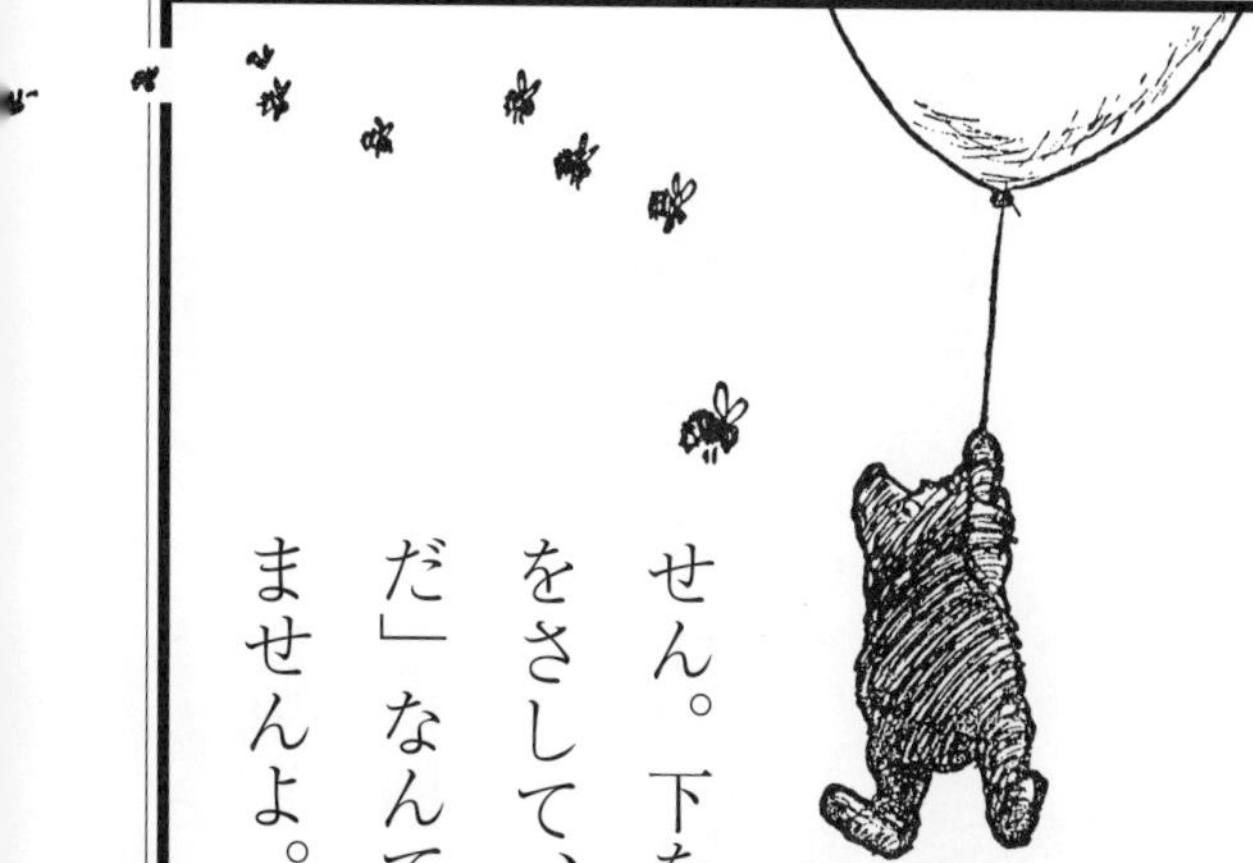

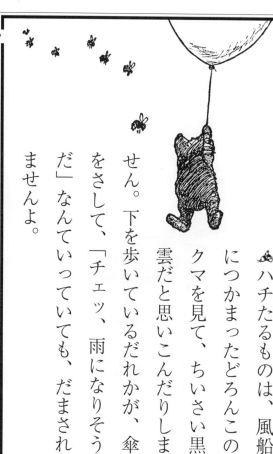

ハチたるものは、風船につかまったどろんこのクマを見て、ちいさい黒雲だと思いこんだりしません。下を歩いているだれかが、傘をさして、「チェッ、雨になりそうだ」なんていっていても、だまされませんよ。

食事はとっくに出したのに、お客さんがものほしそうな目つきで戸棚のほうを見ていたら、たぶん、もっとたべたいということです。もうなにもないっていいましょう。

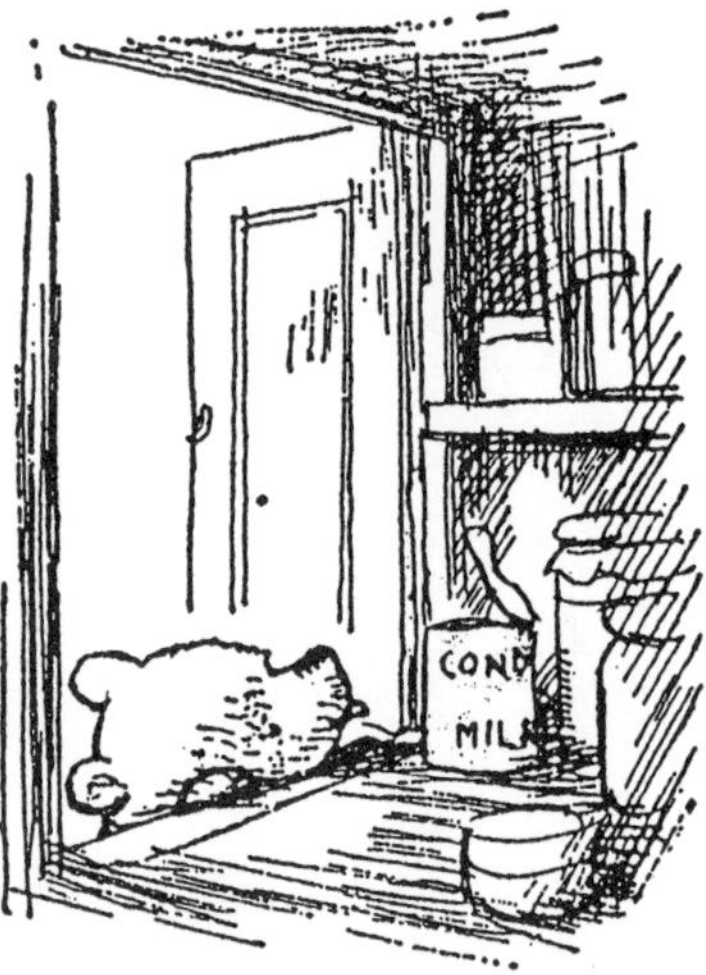

「せかすじゃない。そらそらいうな」――イーヨー

とんでもなくはねっかえりの動物が森にやってきて、しかも、いまきたばかりだと知らされたとき、かならずきいておかなければいけないのは、「いつかえるの?」ということです。

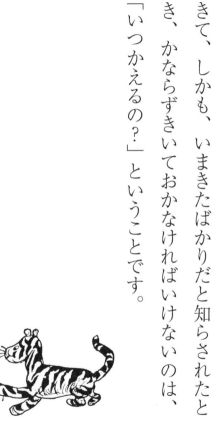

ささやかな拍手でも、ぜんぜんないよりはましです。少々熱意にかけていたとしても。

「どうもこの、どこを洗え、ここを洗えという説にゃ、わしは不賛成じゃ。耳のうしろをどうしろの、こうしろのという、いまはやりのナンセンス。」――イーヨーたべる気がないのなら、無きずのアザミを折っちゃいけません。

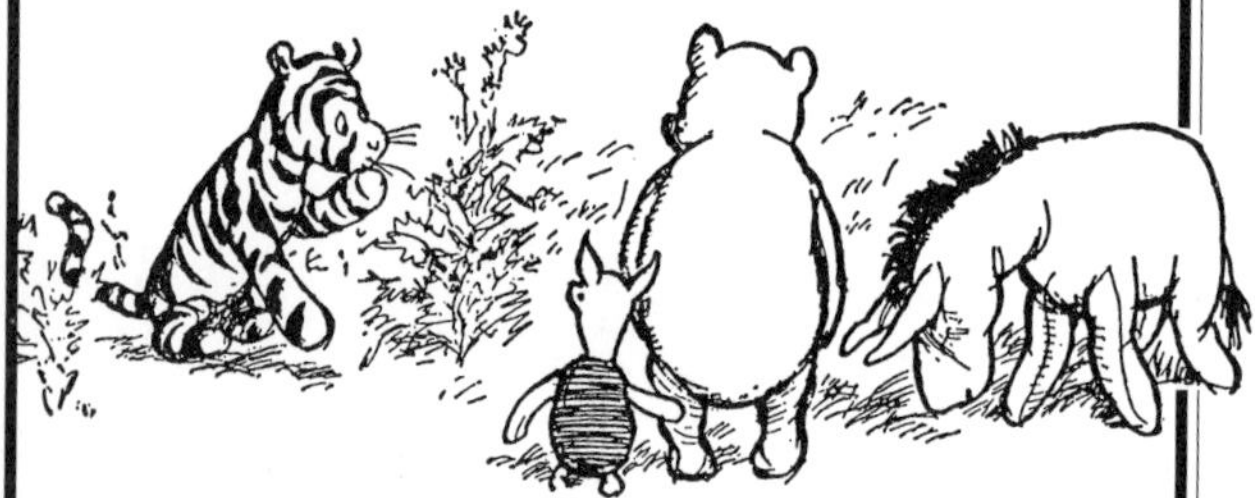

「はねとばしといい、せきといい、川の底へいってみりゃ、おんなじこっちゃ。」――イーヨー

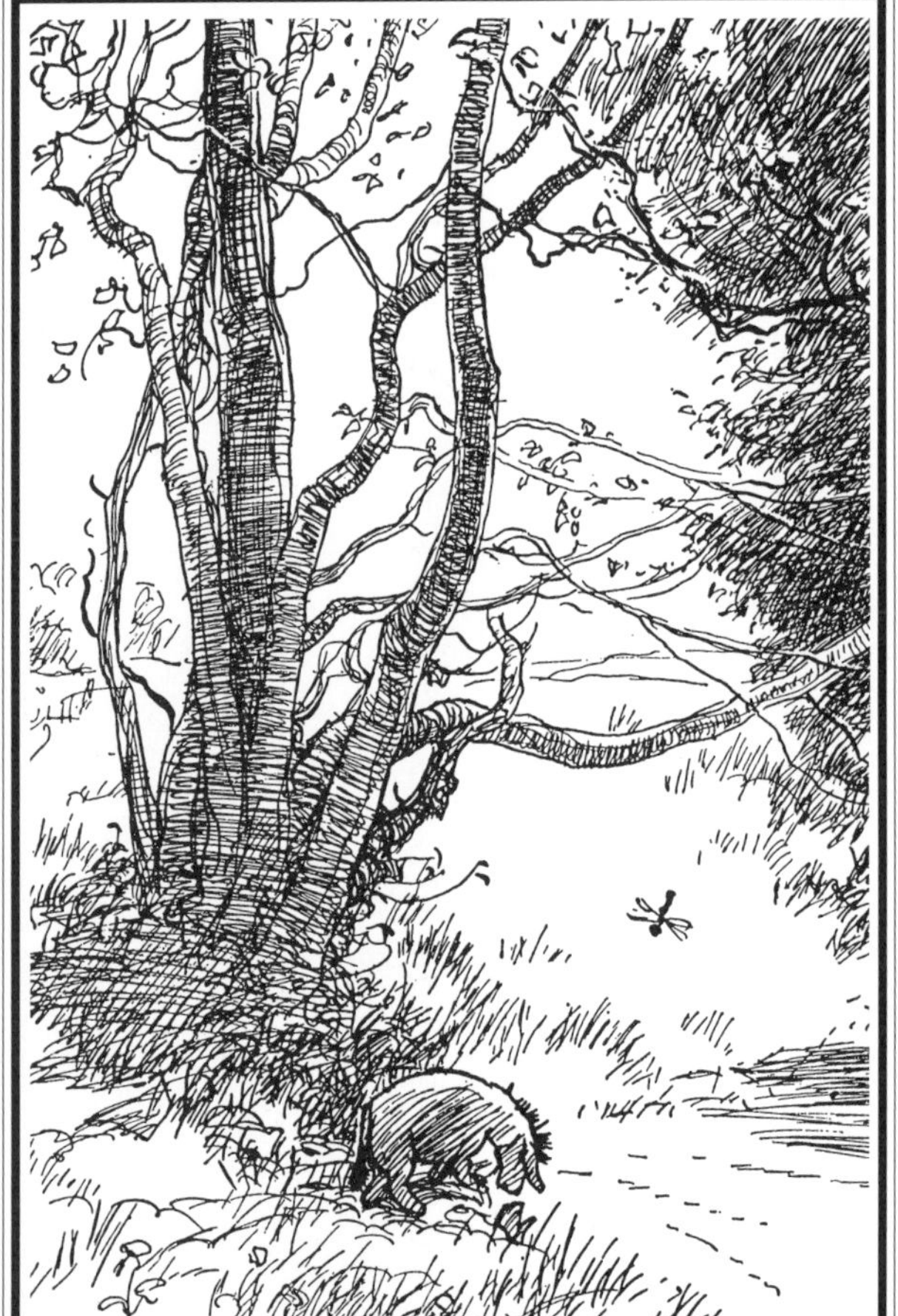

「やっこさん、一日二日まえに、ここをとんで通って、わしに気がつきおった。べつになにもいやせんがね。が、わしだということはわかりおった。ごしんせつな、と、わしゃ思ったのさ。気をひきたててくれるというもんじゃ。」――イーヨー

はねっかえりでシマシマの動物を、とっておきのアザミの畑に近づけないように。だれかのお昼ごはんの上ではねまわってもらってはこまりますから。

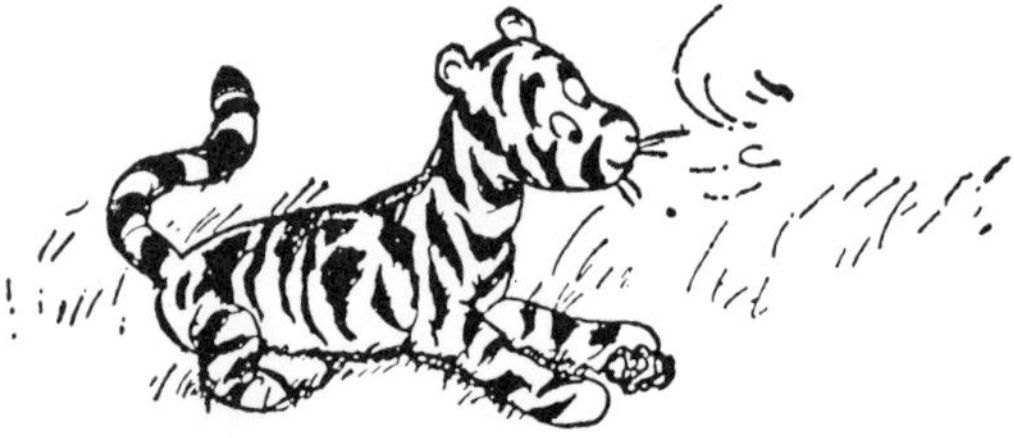

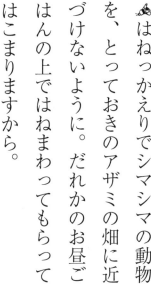

「そうとも、この森を大ぜいのやつらが、出たりはいったりしちゃ、『ああ、あれはイーヨーだ。かまわんでよろし。』などといいよる。」――イーヨー

だれかがやってきて押しつぶしてもおかしくなかったのに、あなたの家がそのままたっていたとしても、べつに不思議ではありません。やつらは、どうせ風が押しつぶしてくれると思っているんでしょう。

木にのぼってハチミツをさがそうなんて、へたなかんがえです。おっこちますよ。とげのあるハリエニシダの茂みのなかに。

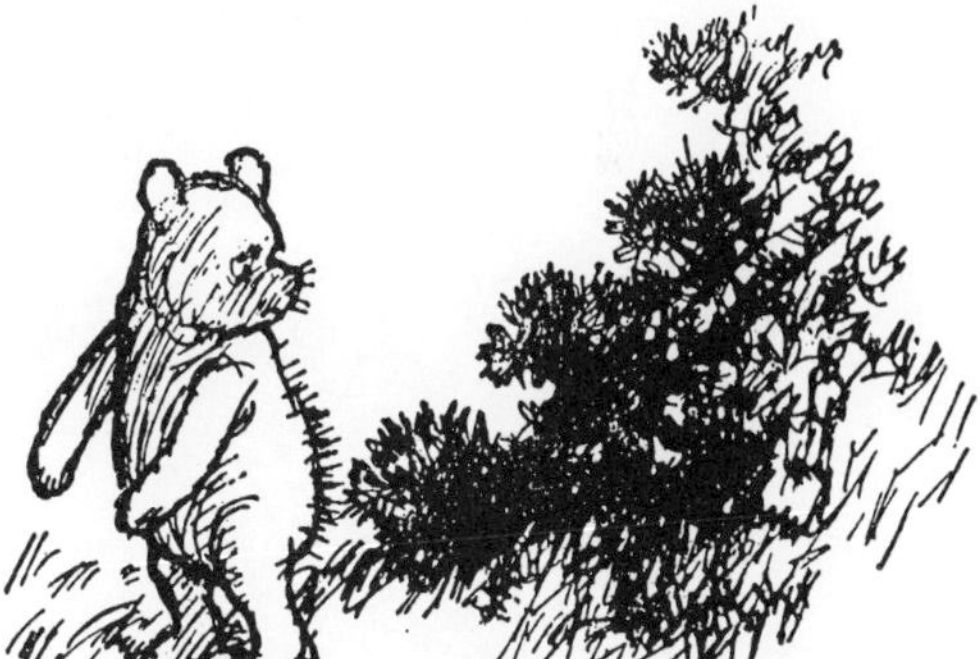

あす、あられがたくさんふっても、おどろいてはいけません。雪でも嵐でもおなじこと。きょう、晴れたところで、それがどうしたっていうんでしょう。そんなのは天気のひとかけらにすぎません。

「まだ、雪はふっとります。……それに、こおっとります。……しかしながら、……さいきん、地震はありませんでしたな。」――イーヨー

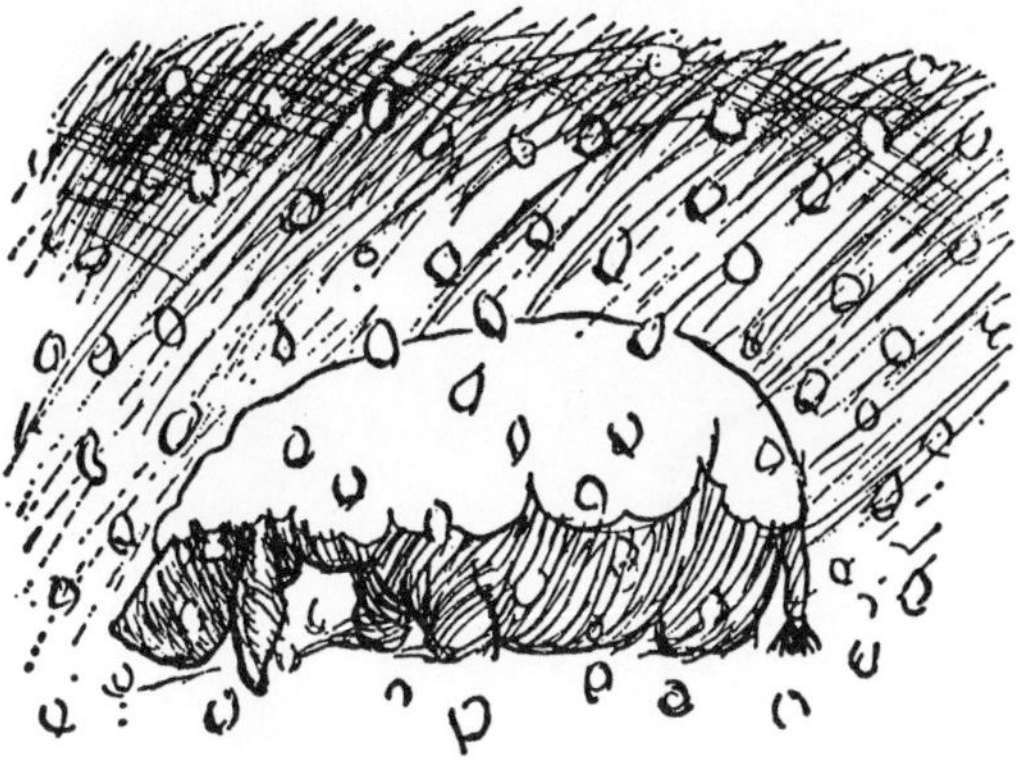

もっと出歩きましょう。もっと、出たりはいったりしましょう。それで、だれかが大きな声で「いやんなる」といったら、またもどってくればいいんです。

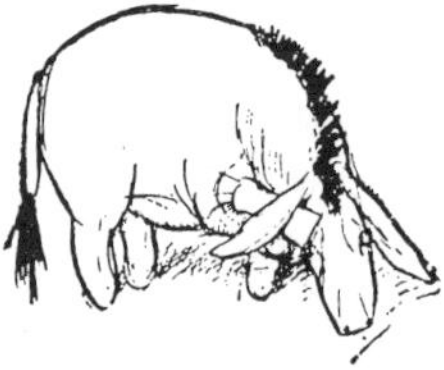

「わしのせいにはしてくれるなよ。」——イーヨー

プー棒投げは、みんながかんがえているほどおもしろいものではありません。とくに、じぶんが橋の下に浮かんでいるときなどは。

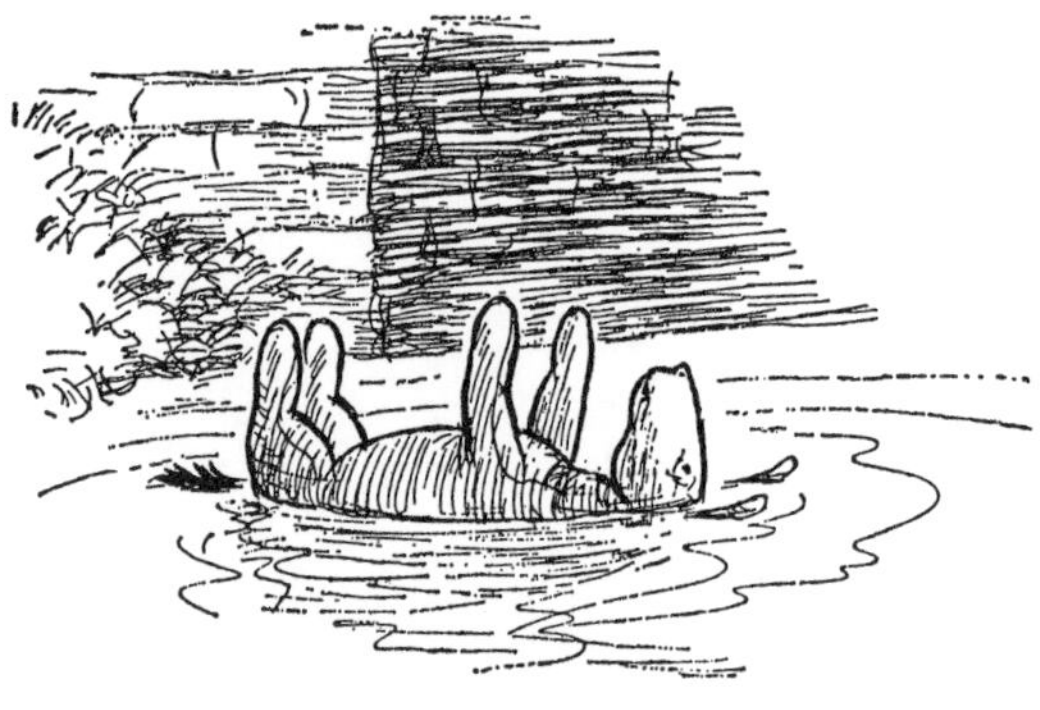

「やつらにとっちゃ、しっぽは、しっぽじゃありゃせん。うしろに、ちょっぴりくっついとる、おまけなんじゃ。」――イーヨーほかのひとが、川におちたあなたをたすける方法をかんがえてくれたからといって、安心はできません。あなたの上に大きな石をおっことすなんて方法であれば、なおさらです。

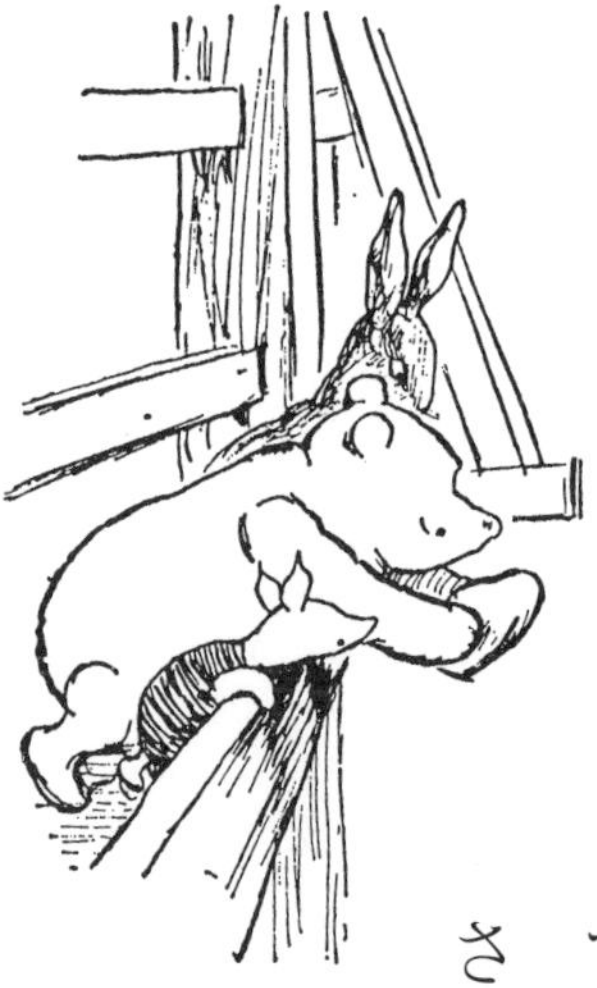

ウサギの穴にむかって、「だれか、うちにいますか？」とさけんだとき、「いないよ！」という声がかえってきたら、たぶん、歓迎されていないということです。

「ときによっては、ひとの家をすっかりぬすみ終えますすと、一つ二つ、じぶんの気にいらんものが出てきよって、かえって、もとの持ち主がとりかえしてくれりゃいいがと、思うようなこともありますもんじゃ——といっても、そのいみが、おわかりならばだが。」

——イーヨー

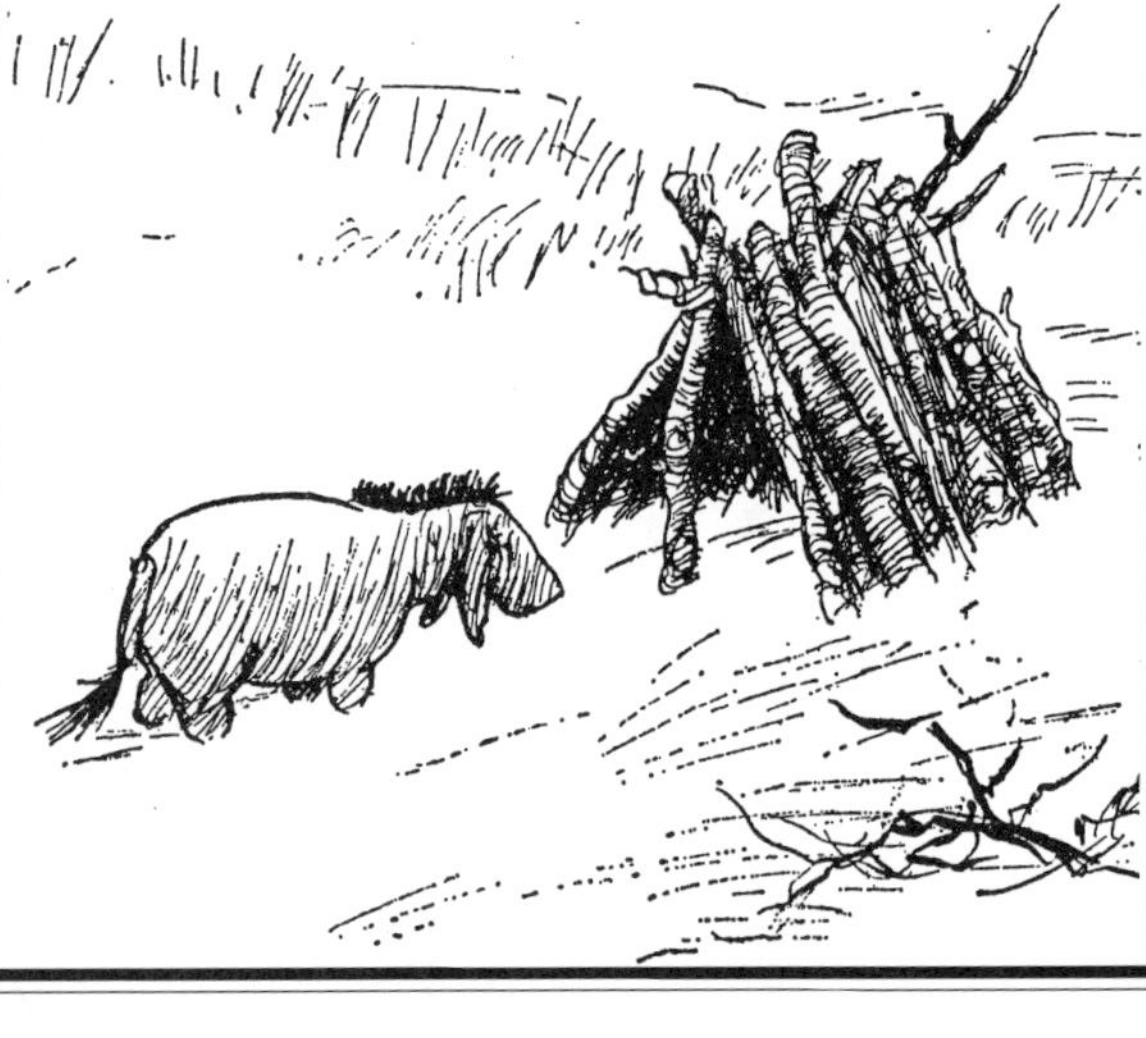

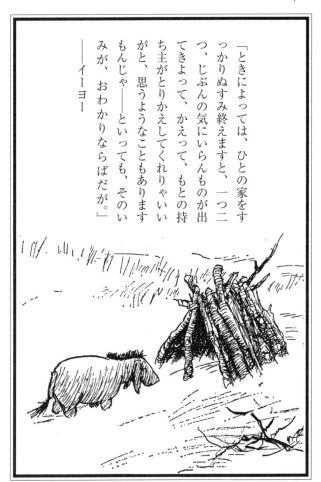

しっぽがなくなると、どこかにおきわすれたのだといって、あなたを納得させようとするひともいるでしょう。でも、だれかがもっていったにちがいないということは、いずれわかります。

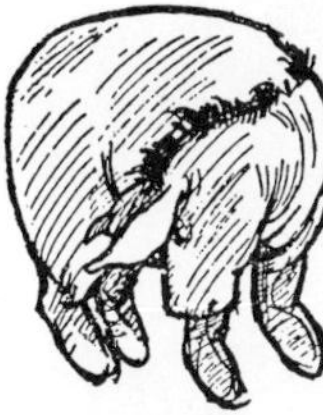

「けっきょく、誕生日とは、なんじゃい？　きょう、ここにきたと思えば、あすはもうゆく。」――イーヨー

ウサギがもったいぶったようすでやってきて、「ええと、イーヨー」といったら、二分後には「さよなら」をいいだすと思ってまちがいありません。

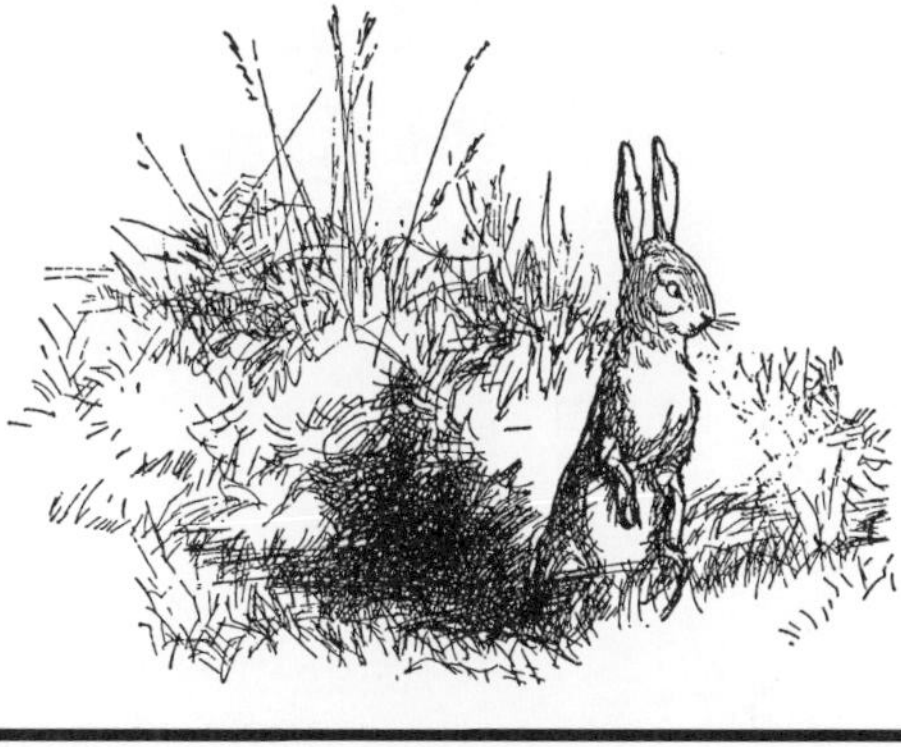

「つらら〻やなんかのことはいわないとしても、雪なんてものがふりますとな、わしの住んどる方面は、あけがたの三時ごろにもなると、だれかさんたちのかんがえるほど、暑くはありませんのさ。……まったく、あんたとわしの、ごくごくないしょの話が、寒いんですわい。」——イーヨー

他人にたいするほんのすこしの思慮、ほんのすこしの気づかいで、すべてが大きくちがってくる。

どうも、そうらしいです。

パーティに招待されたとしたら、それはたぶん、なにかのまちがいです。それでもいくつもりなら、雨がふっても知りませんよと、念をおしておきましょう。

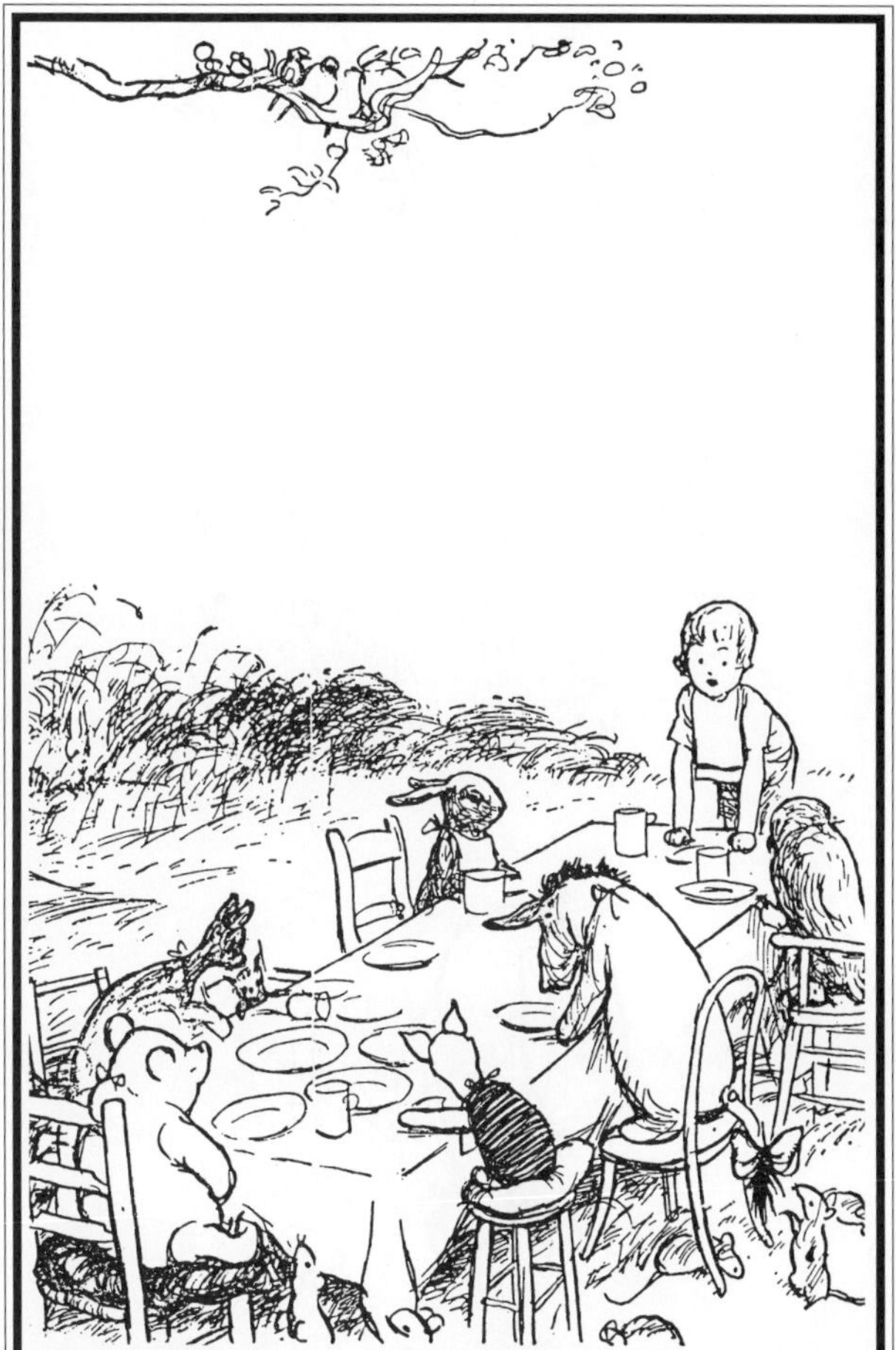

例の、字を書くという問題——えんぴつだとか、なんだとかいう問題——が、それほどだいじだとは思えません。じつにくだらない。どうだっていいことです。

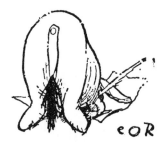

「ぐちをいっちゃ、もうしわけない。わしには、友だちがある。だれかが、きのうも、わしに話しかけたばかりじゃないか？」——イーヨー

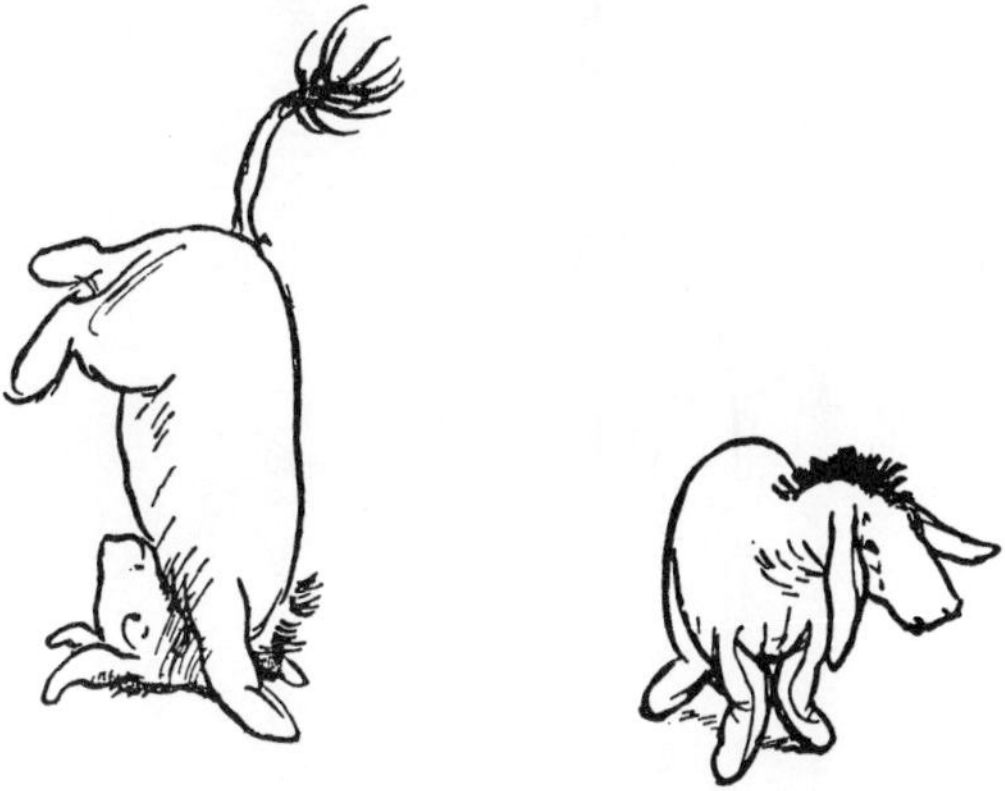

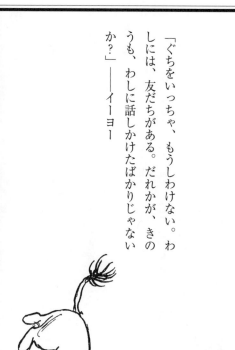

訳者あとがき

まず、「はじめに」で使われている挿絵（九ページ）をごらんください。すてきな姿見の前で、プーさんがなにやら不満そうな顔をしています。正確に言うと、これはプーさんではなく、A・A・ミルンの詩集『ぼくたちがとてもちいさかったころ』（一九二四年）の「テディベア」という詩に登場する名無しのクマなのですが、本書の第1部であるフィットネス編は、この挿絵と「クマはどんなにがんばっても運動ぶそくでふとってしまう」という詩の一節にヒントを得て書かれていることがわかります。

それにしても、プーさんとフィットネスの組み合わせは一見しっくりこないですよね。お察しのとおり、この本には効果絶大なダイエット法やきびしい筋力トレーニング法はいっさい出てきません。紹介されているのはウォーキング、ランニング、水泳、ストレッチ、深呼吸など、日常生活に取り入れやすい方法がほとんどです。中には「空をとぶ」「しっぽふり」なんていうのもあって、どうすればいいのか困ってしまいますが、翼のつもりで肩甲骨を動かしてみたり、しっぽのつもりで尾骨をそっとマッサージしてみたりすると、意外な効果があらわれるかもしれません。

そもそもフィットネスとは「健康状態が良好に保たれている」という意味です。いろいろな臓器や筋肉がその人に合ったバランスで機能している状態と言えるでしょう。それは、プーさんやコブタなどさまざまな性格の動物がいて、たまにトラブルが起こるけれど、いつも丸くおさまっている平和な百町森のイメージと重なります。食いしん坊のプーさんも、ハチミツを食べるだけでなく、ハチミツをとるために木のぼりもしていますから、それなりにバランスのよいクマなのです。

そして、第1部のフィットネス編につづく第2部は、ロバのイーヨーによる愚痴のオンパレードです。よくもこれだけ愚痴れるものだと感心させられます。さまざまな話題をめぐるつぶやきは、ときに前後の脈絡なく出現して戸惑いすら感じさせますが、これはこれで、考えすぎのために身動きがとれないイーヨーの姿をうまく表現しているような気がします。しかし、いつも悲観的でとっつきにくいように見えても、最後には「ぐちをいっちゃ、もうしわけない。わしには、友だちがある」と言っているので、彼もやはりバランスのよいロバなのでしょう。

このようにのんびりした内容で、ストーリーらしいストーリーもありませんので、「はじめに」のあとはどこから読んでもかまいません。E・H・シェパードが描く動物たちや百町森の風景をながめつつ、ほんのいっとき肩の力を抜くもよし、読み終えて運動をはじめるもよし。そうして楽しんでもらえたら、大変うれしいです。

本書は *Pooh's Little Fitness Book* と *Eeyore's Gloomy Little Instruction Book* という二冊の絵本をまとめたもので、『クマのプーさん エチケット・ブック』（*Pooh's Little Etiquette Book* と *Pooh's Little Instruction Book* の翻訳）とともに一九九九年に筑摩書房から単行本として刊行されました。二〇一二年に『エチケット・ブック』が文庫化（ちくま文庫）されたのにつづき、この『フィットネス・ブック』も単行本から二十年あまりをへて文庫化されることになりました。

単行本の刊行当時、筑摩書房のPR誌『ちくま』にエッセイを書かせてもらったことがあります。プーさんのようにゆっくりお茶を飲んだり散歩に出かけたりして気分転換するのが理想なのに、目先のことに追われ、焦っているうちに一日が終わってしまう。こんなことでは、生意気でせっかちなウサギに「よっぽど要領が悪いんだね。じゃ、ぼくは急いでるんで、さよなら」と言われそうだ……というようなことを書いたと思います。それほどバランスの悪い生活だったわけですが、二十年あまりのあいだには気分転換がちょっとだけうまくなり、運動のつもりで毎日掃除に励んだりもしていて、だんだんバランスがよくなってきました。いまウサギに会ったら「劇的な変化はないようだけど、元気そうでよかったね」と言ってくれるかもしれません。

本書を読んで、子どもの頃にふれた『クマのプーさん』『プー横丁にたった家』（ともに岩波少年文庫）を思い出されるかたも多いでしょう。本書に転載されている原書からの引用文については、この岩波少年文庫版の石井桃子さんの訳を使わせていただいています。のどかな百町森の世界を表現するのにぴったりの、すばらしい訳です。原書の挿絵をよく見ると、プーさんのハチミツのつぼにはHONEYではなくHUNNYという誤ったつづりが書かれているようなのですが、石井さんの日本語版を見るとそこには「ハチミチ」と書かれています。芸が細かいのです。石井さんはすでに故人となられていますが、ここに記して感謝いたします。また、原著者ミルンと挿絵画家シェパードとの出会いや、プーさんの物語が世界中に広まっていった経緯については『クマのプーさん　スクラップ・ブック』（安達まみ訳、筑摩書房、二〇〇〇年）に詳しく書かれています。写真や挿絵が満載の、読みごたえのある一冊です。そして、今回の文庫化にさいして楽しい解説とエッセイを寄せてくださった安達まみさん、辛酸なめ子さん、いつもお世話になっている筑摩書房編集部の井口かおりさんに深くお礼申しあげます。

解説　プーのぐうたらフィットネスとイーヨーのしょんぼりハッピネス

安達まみ

本書は二部構成になっており、*Pooh's Little Fitness Book* と *Eeyore's Gloomy Little Instruction Book*（ともに初版一九九六年）という、プー物語の原作にインスピレーションを得た、二冊の小さな本で成り立っています。前半では、プーさんと仲間たちがウォームアップからクロストレーニング、エアロビクス、からだの気になる部分のトレーニング、クールダウンまで、具体的に、しかしあまり役に立たないアドバイスをしてくれます。

じつは『クマのプーさん』*1（一九二六年）の物語よりも早く、作者ミルンが最初に出版した詩集『ぼくたちがとてもちいさかったころ』*2（一九二四年）に収められた「テディ・ベア」という詩では、クマ君（このころはまだプーさんと呼ばれていません）はすこしばかりお腹周りを気にしています。インドア生活で「運動と空気」が足りず、からだを動かすのは子ども部屋の長椅子から床に落っこちるときくらいです。しかも、落ちた場所から長椅子に這いあがるガッツがありません。なにぶんぬいぐるみなので。ところが、ある日、いつものらくらと暮らしている長椅子に絵本をみつけました。ページをめくると、ふくよかな王様ルイの挿絵と対面します。その王様が「ハンサム王」と呼ばれていたことを知って、大喜び。そして、うっかり身を乗り出しすぎて窓から道路にころげ落ちるも、通りかかった恰幅《かっぷく》のよい紳士に拾いあげてもらいます。この紳士、服装こそ現代的ですが、「ルイ・ハンサム王」そのひとだと名乗ります。「ハンサム」でぽっちゃりめな王様とクマ君のふたりは意気投合し、「あれやこれや」について語りあって、和《なご》やかなひとときをすごします。

こうして、まだプー物語に登場する前から、クマ君は「小さくてぽっちゃり」なのを気にするどころか、王様との出会いをとおして「誇らしい」と思うようになります。

プーさんにはこんな過去があるので、本書ではフィットネスといっても、ストイックにダイエットに励むとか、重いダンベルを持ちあげるとか、自分を追いこんで脂肪を燃焼するような運動は出てきません。だってプーさんは自分の姿に満足しているのですから。読者は、プーさんとともにゆったりと百町森の日常を楽しみながら、気が向いたときに、すこしからだを動かしてみる、という趣向です。

たとえば「ストレッチにかんするプーのアドバイス」によると「戸棚のいちばん上

にあるハチミツのつぼに手をのばすのは、楽しい運動です。十一時っぽい気分になりかけているときは、とくに楽しいですよ」。手をのばすストレッチが「ちょっと一口の時間」をシームレスに引き寄せるのですね。

　さて、本書には「イーヨーのちっぽけなぐちばなし」と題された第二部があります。原題を直訳すると「イーヨーの小さなしんねり指南書」とでもなるでしょうか。ここでは（ぬいぐるみの）ロバ、イーヨーのぼやきが全開で、ものごとがイーヨーの視点から語られます。たとえば「プー棒投げは、みんながかんがえているほどおもしろいものではありません」という一文があります。プー棒投げというのは、橋の川上側から棒を川に投げ入れ、だれが投げ入れた棒が早く橋の下から出てくるか、橋の川下側に回って、眺めては順位を競うという、まったりした遊びです。イーヨーはつづけます。「とくに、じぶんが橋の下に浮かんでいるときには」と。そこで読者は、『プー横丁にたった家』[*3]（一九二八年）で、「プー棒投げ橋」の上にプーさんたちがいると、なにか灰色のものが川上から流れてきて、それが川に落ちたイーヨーだったというエピソードを思い出すかもしれません。波をたててイーヨーを岸に押しあげよう、と彼なりの知恵を絞ってプーさんが落とした石が、イーヨーの上に落ちてしまうというおまけつきだったので、イーヨーにしてみればプー棒投げはおもしろくない、というわけです。「うたえやあそべ。あそべるひとは」と、わしは遠慮するがな、という気持ちになるのは当然かもしれません。

イーヨーは多くを期待しないことを強調します。「どこかでパーティがあるという話をきくのはいつだってゆかいなものです。あとで、ふみつぶした残りものがとどくでしょうから」。でも、まるで期待していないわけでもなさそうです。こうも言っています。「だれも誕生日に気づいてくれないと思っていると、友人がふたりやってきます。からっぽのハチミツのつぼと、やぶけた風船をもって」。プレゼントのハチミツを食べてしまったプーさんから、からっぽのつぼと、プレゼントの風船を転んで割ってしまったピグレットから、やぶけた風船をもらったイーヨーは、ある発見をします。やぶけた風船は、からっぽのつぼに入れたり出したりできる、という。

イーヨーはプーさんに言います。「おまえさんこそは、まことの友。どいつこいつとは、大ちがい」。プーさんたちとイーヨーは、なんだかちぐはぐですが、つかず離れず、みんなでなんとなく一緒にいます。それがプー物語の舞台、百町森の世界なのです。

（聖心女子大学教授　英文学）

日本版

＊1　『クマのプーさん』（石井桃子訳、岩波少年文庫、一九五六年）

＊2　邦題は『クリストファー・ロビンのうた』（小田島雄志、小田島若子訳、晶文社、一九七八年）

＊3　『プー横丁にたった家』（石井桃子訳、岩波少年文庫、一九五八年）

エッセイ　プーさんのがんばらないフィットネス

辛酸なめ子

「クマのプーさん」シリーズには心理学や哲学の叡智が詰まっていると言われ、名言集やエチケット・ブックなども出ていますが、さらにフィットネス・ブックまで出されたとは！

でもこんなことを言ってはなんですが、プーさんの体型を考えるとフィットネスとあまり縁がないような気も……。物語の中でも、蜂の巣からハチミツをもらおうと木に登ったら枝がポキッと折れたり、ウサギの家のハチミツを食い荒らしてお腹が膨らんで入り口にハマって動けなくなってしまったり、といったシーンがありました。でも、もしプーさんがフィットネスでダイエットに成功したら……ツキノワグマ並に俊敏になって時速四〇キロで走ったり、垂直の岩山をよじ登ったりできるかもしれません。プーさんと一緒に痩せよう、とだんだんモチベーションが高まってきます。プーさんも穴にハマらないボディラインになるかもしれません。

最初の章は「ストレッチとウォームアップ」。「ゆっくり、しずかにからだをのばすのがもっとも効果的です」と、普通っぽい提言から始まりましたが、「ストレッチにかんするプーのアドバイス」として「戸棚のいちばん上にあるハチミツのつぼに手をのばすのは、楽しい運動です」と書かれているのに脱力。腕をのばす運動で消費するカロリーよりもハチミツのカロリーの方が全然高そうですが……。でも、このくらいのユルさが初心者にとっても入りやすいです。ストイックすぎるフィットネスや、行程がいくつもあるエクササイズだと三日坊主になってしまう、という人は多いのではないでしょうか。

続いて「ウォーキング」のページです。「ウォーキングにかんするクリストファー・ロビンのアドバイス」は「わくわくしながら歩きたいときは、長ぐつをはいて、みんなをよんで、探検にのりだしましょう」。長靴で軽い負荷をかけつつ、楽しい気分で気付いたら長距離歩いているという、ムリしないでできる運動です。「小川やプールであまりながいことおよいではいけません」。しっぽがかじかんでしまいます」。これはイーヨーの話でしょうか。運動は必ずしも長時間する必要がないのです。敷居がどんどん低くなってきます。

「ウォーキング」「木のぼり」「水泳」などの「クロストレーニング」に続いて、「エアロビクス」も勧められていました。「一日のうちで、チャンスがあればいつでも、元気よくジャンプしましょう。たとえば、ドングリをまいてから、その上でとんだりはねたりする、といったぐあいに」という運動は、足つぼを刺激してリアルに効果がありそうです。「百町森」では、「ジャンプ」はもっとも広く行われている運動のひとつだとか。実際私もやってみましたが、ジャンプしている間はネガティブな思いも消えて、リフレッシュできました。

「ジャンプ」と似ているようで違うのは「はねっかえり」です。「クマのプーさん」ではトラーがよく「はねっかえり」をしていますが、イメージとしては激しく飛んだり跳ねたりして、はじける感じでしょうか。なかなか人間はそこまで野性的になれません。トラー以外の登場人物たちは、基本、激しい運動は好まないようです。「ランニングにかんするイーヨーのアドバイス」は「走るべからず」でした。そういえば、ランニングは体に悪い、と聞いたことがあります。フリーラジカル（活性酸素）が発生してしまうとか……。思慮深いイーヨーは、そのことを察していたのでしょうか。

何事もほどほどに、が大切です。

「からだの気になる部分のためのトレーニング」は、さらに意表を突く内容です。「びんを投げる」ことで腕を鍛え、「風船で空をとぶ」ことでも腕が強くなるそうです。プーさんといえば風船フライング。意外と腕は筋肉質なのかもしれません。この章で、実際使えるかもしれないエクササイズが「マツボックリや棒きれをひろう」動き。「ウエストをしぼり、おなかをひきしめます。プー棒投げにつかうマツボックリや棒きれがたくさんあつまるように、すくなくとも十回はくりかえしましょう」とのことで、「プー棒投げ」に参加する予定はありませんが、公園で棒きれを拾って放る、というのを繰り返してみました。ベンチに座っているおじさんの視線をチラチラ感じながら……。ウエストよりも、腰にきました。普段、運動不足だと厳しいかもしれません。そしてプーさんが大好きだという「やせる体操」は、前屈でした。「できるだけ背のびをしてから、腰をまげ、床に手をつくようにしましょう」。意外とプーさんの体は柔らかかったようです。お腹が痩せるかは不明ですが、下半身が引き締まりそうです。

運動は「ウォームアップ」ではじまり、「クールダウン」で終わります。「タンポポの綿毛吹き」や「深呼吸」はまだしも、「しっぽを上下左右にふりましょう」と、人間にはできない、草食動物向けの運動が出てきました。今まで人間中心の考えだった自分に気付きました。あらゆる動物対象のフィットネス本が今まで存在しなかったのが不思議なくらいです。この本を読むと、地球の一員として謙虚な思いが芽生えます。『クマのプーさん　フィットネス・ブック』の特徴の一つは、刷り込み効果です。自分にできそうなフィットネスが限られているため、「空をとぶ」「ハチミツのつまったつぼをはこぶ」「いなくなった親せき友人の捜索にはぜひ参加しましょう」といった奇想天外なアドバイスの中、数少ない実用的な項目が目に飛び込んできて、脳に刻まれるのです。雑誌のエクササイズの記事など何度読んでも頭に入ってこないのに、この本は不思議です。棒きれを拾うとか、ジャンプとか、前屈とか、自然と覚えてしまいました。ハチミツ大好きでポッチャリ系のプーさんでハードルを下げつつ、気付いたらフィットネスの知識がついているという、ありがたい本かもしれない気がしてきました。常にハチミツを探しているプーさんもほほえましいですが、そういえば「寝る前にハチミツを摂ると痩せる」という「夜ハチミツダイエット」も以前話題になりましたた。プーさんはやっぱりあなどれません。自分のかわいさや魅力はこの体型にあるので、フィットネスしていても腹部は痩せすぎないように計算してハチミツを摂取しているのでしょう。「痩せようと思えばいつでも痩せられる」……そんなプーさんのような境地に到達できる本です。

原案　A・A・ミルン
（Alan Alexander Milne）
1882年生まれ、1956年没。本書所収のE・H・シェパード（1879―1976）のイラストとともに成る『クマのプーさん』『プー横丁にたった家』であまりに有名なイギリスの作家。ほかに『クマのプーさんとぼく』『クリストファー・ロビンのうた』『ぼくたちは幸福だった――ミルン自伝』『赤い館の秘密』などの著書がある。

訳者　高橋早苗
（たかはし　さなえ）
東京都生まれ。翻訳家。訳書に『クマのプーさん　エチケット・ブック』（A・A・ミルン原案、E・H・シェパード絵、ちくま文庫）、ベティ・エドワーズ『色彩・配色・混色』（河出書房新社）、ヘンドリー・ウェイジンガー、J・P・ポーリウ＝フライ『プレッシャーなんてこわくない』（早川書房）などがある。

＊本書は、A・A・ミルンとE・H・シェパードによる『クマのプーさん』、『プー横丁にたった家』およびそのキャラクターをもとに、メリッサ・ドーフマン・フランス（第1部）とジョーン・パワーズ（第2部）が制作したものです。カバー表記は権利者の要請によります。

＊訳文の引用をご許可下さった、石井桃子氏と東京子ども図書館、岩波書店のみなさまに感謝いたします。出典および本書収録頁は以下のとおりです。

◎『クマのプーさん』より――本書　12、42、98、107、108、121、131、143、145、157頁

◎『プー横丁にたった家』より――本書　20、58、74、90、94、100、111左、117左、123、125、129、133、135、137、141、148、150、152頁

本書単行本は一九九九年十二月筑摩書房より刊行されました。

ちくま文庫

クマのプーさん　フィットネス・ブック

二〇二二年五月十日　第一刷発行

原　案　A・A・ミルン
絵　E・H・シェパード
編著者　メリッサ・ドーフマン・フランス
ジョーン・パワーズ
訳　者　高橋早苗（たかはし・さなえ）
発行者　喜入冬子
発行所　株式会社　筑摩書房
東京都台東区蔵前二―五―三　〒一一一―八七五五
電話番号　〇三―五六八七―二六〇一（代表）

装幀者　安野光雅
印刷所　凸版印刷株式会社
製本所　凸版印刷株式会社

ISBN978-4-480-43745-7　C0198